Os meninos adormecidos

F✷SF✷R✷

ANTHONY PASSERON

# Os meninos adormecidos

*Tradução do francês por*
CAMILA BOLDRINI

*É que os ratos morrem na rua e os homens, em casa.*

Albert Camus, *A peste*

11 PRÓLOGO

PRIMEIRA PARTE: DÉSIRÉ

17 *MMWR*

19 O cenário

23 O alerta

25 Rue du 4-Septembre

32 A síndrome gay

37 Juventude

42 Na terra de cegos

46 Amsterdam

50 Pasteur

52 A viagem

57 BRU

59 Os meninos adormecidos

63 *Science*

66 Super-8

69 Kinshasa

71 O café

75 Robert Gallo

77 No sigilo

80 Cruzada

83 À direita do Pai

87 Fracasso

89 A nova peste

97 T4

100 O dinheiro

105 Elisa

108 As desintoxicações

111 Teste

115 Nascimento

118 AZT

121 O hospital

125 HPA-23

127 Embaixo da língua

129 Rock Hudson

131 Os outros

135 Ciclosporina

137 Chumbado

SEGUNDA PARTE: ÉMILIE

143 A estrada

146 HIV-2

149 A escola

152 HIV 87

154 Silêncio

157 Concorde

159 O impasse

164 Delta

167 Deus Pai

169 Transmissão materno-fetal

171 *Tartarugas Ninja*
174 Stalingrado
177 O pêndulo
180 Washington
182 Novembro
185 Loteria
187 Novembro (ainda)

EPÍLOGO
193 Nobel
195 Tristeza
197 Origem
199 Luz

# Prólogo

Um dia, perguntei ao meu pai qual era a cidade mais distante que ele tinha visitado na vida. Ele respondeu apenas: "Amsterdam, na Holanda". Nada mais. Sem desviar os olhos do trabalho, continuou a cortar animais mortos. Havia sangue até em seu rosto.

Quando perguntei o motivo da viagem, pensei ter visto sua mandíbula se crispar. Era a articulação de uma peça de vitela que se recusava a ceder ou era a minha pergunta que o irritava? Eu não conseguia entender. Depois de um estalo seco e um suspiro, ele finalmente respondeu: "Fui buscar o imbecil do Désiré".

Topei com uma pedra. Era a primeira vez em minha infância que eu escutava sair de sua boca o nome do irmão mais velho. Meu tio morreu alguns anos depois que eu nasci. Eu tinha visto algumas imagens dele em uma caixa de sapatos onde meus pais guardavam fotos e rolos de filmes em super-8. Ali nós víamos os mortos ainda vivos, cachorros, velhos ainda jovens, férias na praia ou na montanha, cachorros e mais cachorros, e encontros de família. Pessoas em roupa de domingo reunidas para casamentos cujas promessas não seriam cumpridas. Meu irmão e eu podíamos ficar horas olhando aquelas fotos. Tirávamos sarro de algumas roupas e tentávamos reconhecer os membros da família. Uma hora nossa mãe pedia que arrumássemos tudo aquilo, como se aquelas lembranças a incomodassem. Eu tinha várias outras perguntas para fazer ao meu pai. Algumas muito simples, como: "Para ir a Amsterdam, tem de virar à esquerda ou à direita na praça da igreja?". Outras mais difíceis. Eu queria saber por quê. Por que ele, que nunca tinha saído do vilarejo, atravessou a Europa inteira atrás do irmão? Porém, mal ele abriu uma brecha em seu poço de tristeza e raiva, logo correu para fechá-la, para que aquilo não contaminasse tudo.

Na família, todo mundo fez a mesma coisa com relação a Désiré. Meu pai e meu avô não falavam no assunto. Minha mãe sempre interrompia as explicações cedo demais, com a mesma frase: "Tudo isso é muito triste". Minha avó, por sua vez, se esquivava com eufemismos estúpidos, sobre mortos que subiam ao céu para observar os vivos lá de cima. À sua maneira, cada um confiscou a verdade. Hoje não sobrou quase nada dessa história. Meu pai foi embora do vilarejo, meus avós morreram. Até o cenário está desmoronando.

Este livro é a última tentativa de fazer com que algo sobreviva. Ele mistura lembranças, confissões incompletas e reconstruções documentadas. É fruto do silêncio deles. Eu quis contar o que a nossa família, como tantas outras, viveu em solidão absoluta. Mas como incluir minhas palavras na história deles sem despojá-los da própria história? Como falar no lugar deles sem que o meu ponto de vista, as minhas obsessões se sobreponham às deles? Durante muito tempo essas perguntas me impediram de começar a trabalhar. Até eu tomar consciência de que escrever era a única solução para que a história do meu tio, a história da minha família, não desaparecessem com eles, com o vilarejo. Para lhes mostrar que a vida de Désiré estava inscrita no caos do mundo, um caos de acontecimentos históricos, geográficos e sociais. E ajudá-los a se desvencilhar da dor, a sair da solidão na qual a dor e a vergonha os tinham precipitado.

Pela primeira vez, eles estarão no centro do mapa, e tudo o que normalmente chama a atenção ficará relegado à periferia. Longe das grandes cidades, da medicina de ponta e da ciência, longe do engajamento dos artistas e da militância, finalmente eles existirão em algum lugar.

PRIMEIRA PARTE

# Désiré

# *MMWR*

O *MMWR*,* boletim epidemiológico semanal publicado nos Estados Unidos pelos centros de prevenção e controle de doenças (CDC),** tem poucos assinantes na França. Entre eles, Willy Rozenbaum, que dirige o centro de doenças infecciosas do hospital Claude-Bernard, em Paris. Aos 35 anos, com sua moto, os cabelos compridos e o passado militante em El Salvador e na Nicarágua, o infectologista destoa da comunidade médica parisiense. Na manhã de 5 de junho de 1981, uma sexta-feira, ele folheia o *MMWR* que tinha acabado de receber no consultório. No boletim, está descrita a reaparição recente da pneumocistose, uma pneumopatia extremamente rara. A doença estava quase extinta, era o que se pensava, mas, segundo o serviço que contabiliza as prescrições médicas nos Estados Unidos, ela vinha reaparecendo de maneira surpreendente, quase incompreensível. E, embora a pneumocistose em geral atinja apenas pacientes cujo

---

* *Morbidity and Mortality Weekly Report* [Relatório Semanal de Morbidade e Mortalidade]. (N.A.)

** Sigla para Centers for Disease Control and Prevention. A sede dos CDC está localizada em Atlanta, na Geórgia. (N.A.)

sistema imunológico está debilitado, os cinco casos registrados na Califórnia são de homens jovens até então saudáveis. Dentre as informações escassas então disponibilizadas pela agência de saúde pública norte-americana, o artigo revela que, curiosamente, todos os pacientes em questão são homossexuais.

O infectologista fecha o informe e retoma suas pesquisas antes das consultas vespertinas.

Naquele dia, comparecem dois homens. Ficam de mãos dadas. Um deles, um jovem comissário de bordo muito magro, queixa-se de uma febre e uma tosse que perduram há várias semanas. Como nenhum dos médicos que consultou conseguiu curá-lo, ele foi parar na unidade de doenças infecciosas e tropicais do hospital Claude-Bernard. Perplexo, Willy Rozenbaum analisa o histórico médico que o comissário lhe entrega. Examina o jovem, prescreve uma radiografia e outros exames pulmonares.

Quando, alguns dias depois, o jovem retorna, os resultados dos exames acabam convencendo o infectologista. Como ele suspeitava, seu paciente sofre de pneumocistose.

A coincidência é extraordinária. O estado do paciente corresponde ao que o médico tinha lido no *MMWR*: uma doença raríssima do sistema pulmonar atingindo um homem jovem, homossexual, que não tem razão alguma para ser imunodeprimido. Tudo está ali diante de seus olhos. É a mesma doença, quase erradicada, que acaba de ser constatada em seis pacientes: cinco norte-americanos e, agora, um francês.

# O cenário

Moscas. Moscas por todo lado. Moscas nas peças de carne, nos vidros das janelas. Moscas pretas que contrastam com os azulejos brancos. Moscas que copulam sobre as costelas de porco e as coxas de frango. Moscas que nascem nas camadas de um rosbife e morrem afogadas em sangue. Moscas que se deleitam com o ruído do compressor da vitrine refrigerada e que dão risada da luz azul instalada para eletrocutá-las. Moscas que definitivamente venceram.

Isso é praticamente tudo o que eu lembro do açougue dos meus avós. Um açougue vazio e silencioso, esquecido pela maioria dos clientes antigos. Os que continuam frequentando fazem isso para ajudar a família, num último gesto de solidariedade. Eles conversam um pouco e saem mais com notícias do que com mercadoria.

Hoje, não há mais nada, apenas uma placa de "VENDE-SE OU ALUGA-SE", com um número de telefone. A rua inteira teve o mesmo destino. O verdureiro, o salão de cabeleireiro, a livraria, a assistência técnica de televisão, a mercearia. Progressivamente, todos os estabelecimentos comerciais foram abandonados, assim como os apartamentos que ficam nos andares superiores. Por falta de inquilinos, as cortinas foram abaixadas. Da época áurea resta apenas um sobrevivente, fazendo hora extra: um pequeno salão de beleza fora de moda. A rua está desesperadamente vazia. Só se cruza com gatos errantes que se apossaram dos depósitos das lojas. Eles ficam de cá pra lá nas tubulações quebradas do sistema de ventilação rente às calçadas. Alguns adolescentes às vezes são vistos perambulando. Em motos recauchutadas, sentados nos degraus das antigas lojas, eles brigam por maços de cigarros, passam o dia inteiro se xingando. No intervalo de uma década, a antiga subprefeitura, antes próspera, se desintegrou inevitavelmente. O centro virou periferia. Os gritos das crianças se calaram. Meu cenário desapareceu.

Mas isso poderia ter seu charme. Com os plátanos ao longo do rio, o mercado local e as ruazinhas, poderia até parecer que estamos em uma imaginária Provence. Porém, em torno do antigo vilarejo, as moradias sociais decrépitas, os carros e as fábricas abandonados contam uma história bem diferente. Para entender, primeiro é preciso localizar este território: uma cidezinha esquecida, perdida no limiar de dois mundos, algum lugar entre o mar e a montanha, a França e a Itália. Em seguida, apresentar a topografia: um povoado erguido no fundo de um vale, na confluência de dois rios em suas últimas resistências alpinas, logo antes de se entregarem à planície e ir morrer no Mediterrâneo. Depois, falar sobre a rudeza do clima, os invernos que se eternizam nos recantos mais profundos, e os verões que derrubam qualquer um, como se, dos climas alpino e mediterrâneo, tivéssemos ficado só com o pior. Apesar de dividido entre sombrias florestas de pinheiros perdidas na bruma e bosques de carvalho nas encostas ensolaradas mais favoráveis, o vilarejo tinha se firmado como uma localidade comercial procurada pelos camponeses dos povoados vizinhos para vender as parcas produções. Finalmente, é preciso somar a essa descrição elementos históricos, lembrar que, até a metade do século 19, essa cidadezinha hoje abandonada às margens do condado de Nice ainda fazia parte da Itália. Ao tempo da anexação, a França a tornou uma subprefeitura. Tentava suscitar aqui um sentimento de estima pela nova pátria. A construção da estrada federal e da ferrovia que liga Nice a Digne foi aos poucos permitindo que o território saísse do isolamento. Canteiros de obras colossais — de perfurações de túneis à construção de viadutos monumentais —, realizadas com a ajuda de uma quantidade enorme de trabalhadores italianos, abriram o caminho até o litoral.

Apesar de a economia ser relativamente frágil, uma parte da população conseguiu enriquecer, acumular alguns bens: empresas, comércios, terrenos e apartamentos. Diante da vida austera dos campos e das fábricas, começava a se distinguir uma pequena burguesia local, com acesso a uma vida mais confortável. Nos cartões-postais em preto e branco do começo do século 20, vemos essas famílias flanando orgulhosamente na calçada que margeia o rio ou sentadas na varanda do café que dá na praia. Uma dessas fotografias da época mostra a vitrine impecável do açougue da minha família. Um homem de terno está parado na entrada, rijo e orgulhoso. Gravata-borboleta e chapéu impecáveis. Ele se chama Désiré. Meu bisavô olha para a câmera com um ar severo. É impressionante o contraste com os outros moradores que sobem a rua em seus macacões de trabalho sujos e remendados. Essa imagem amarelecida explica por si só tudo o que nosso nome significava.

Até o começo dos anos 1980, esse açougue ainda tinha alguma relevância. Nos sábados e domingos a fila se estendia porta afora. O lugar era respeitado e intimidador para toda uma parcela da população. As melhores peças de carne e os elogios eram reservados à clientela mais abastada. As peças velhas eram servidas às famílias modestas, aquelas que mal ousavam cruzar a porta e não se atreviam a reclamar. No meio da grande rua comercial do vilarejo, ainda ditávamos as leis. Mas não por muito tempo.

# O alerta

Imunologista do hospital Raymond-Poincaré, em Garches, Jacques Leibowitch é um dos outros raros leitores franceses dos boletins do CDC de Atlanta. No começo do verão de 1981, sua irmã, dermatologista no hospital Tarnier, lhe conta por acaso que, na unidade onde trabalha, dois pacientes homossexuais estão recebendo tratamento para um tipo extremamente raro de câncer de pele: o sarcoma de Kaposi.

Em 3 de julho de 1981, o *MMWR* publicara um artigo justamente com o título "Sarcoma de Kaposi e pneumocistose em homens homossexuais: Nova York e Califórnia". O boletim confirma a misteriosa proliferação dessas doenças em jovens gays californianos e nova-iorquinos e esclarece que o sarcoma de Kaposi acaba de ser diagnosticado em 26 homossexuais norte--americanos, dos quais quatro também sofrem de pneumocistose.

A leitura desse artigo deixa Jacques Leibowitch perplexo. Porque não é habitual uma publicação médica definir uma população tomando como base a orientação sexual. Mas o médico também relaciona a leitura com os dois casos mencionados alguns dias antes por sua irmã, de homossexuais que desenvolveram o câncer de pele raríssimo.

Ele vasculha as gavetas e em meio aos arquivos encontra um prontuário interessante, de um motorista de táxi português morto em 1979. O homem tinha morrido em consequência de uma série de infecções, em particular de uma pneumocistose. Tudo isso chama a atenção do imunologista, que faz algumas ligações a colegas dos grandes hospitais franceses. No Claude-Bernard, ele entra em contato com um infectologista que está se fazendo as mesmas perguntas. Willy Rozenbaum compartilha com ele suas primeiras constatações. Em conversas com colegas, computara cinco outros casos de pneumocistose que ninguém conseguia explicar. Se tinha identificado seis casos idênticos aos descritos pelo *MMWR* no intervalo de apenas algumas semanas, significava que deveriam existir muitos mais.

Diante da estranha aparição dessas duas doenças na França, os dois médicos estão convencidos: é hora de disparar o sinal de alerta.

# Rue du 4-Septembre

Carcaças ensanguentadas. Essa era a riqueza da família fazia três gerações. Peças de carne, vendidas a varejo, que eram embaladas cuidadosamente em um papel rosa quadriculado sobre o qual nosso nome estava escrito.

Diz a lenda que meus pais se casaram à noite para escapar da proibição do meu avô. Na esperança de proteger o patrimônio e a reputação, ele proibira que seus filhos se juntassem com italianos. Quando chegou a idade de se casarem, nenhum deles deixou de transgredir sua ordem.

Sempre me perguntei como um casamento celebrado em segredo, à noite, pôde realmente acontecer em um vilarejo tão pequeno, em que todo mundo sabe de tudo. Aceitei essa versão novelesca da história. Gostava dela, ainda mais porque só conseguia me lembrar deles como um casal engolido pelo trabalho.

A carne nunca os abandonava. As segundas-feiras eram consagradas ao matadouro e os outros dias, ao açougue. Abaixavam a cortina no início da tarde, mas havia tanta coisa a fazer que uma cozinha fora instalada nos fundos, para a hora do almoço. Entretanto, da Rue du 4-Septembre, bastavam três minutos a pé para que almoçassem em casa. A casa da família ficava do lado, bem atrás da igreja. Chamavam-na de "estoque" porque, no passado, tinha servido para armazenar a mercadoria destinada à loja. O trabalho nomeava até mesmo os lugares em que se vivia.

No domingo à tarde, o açougue fechava. Mas era necessário cuidar dos preparativos para a semana seguinte: cortar as carcaças de vaca, salgar os presuntos, empanar os escalopes, marinar a salada de focinho de porco, produzir toneladas de salsicha artesanal. Seguindo-se horas de limpeza. Lavavam a área de manipulação com muita água, as paredes e os pisos, as máquinas, as facas, as caixas em que as carnes eram transportadas. O vermelho-escuro do sangue, diluído na água espumosa, ficava rosa. Esfregavam uma lâmina na tábua de corte para tirar a carne que os golpes tinham incrustado ali. Esse gesto havia sido repetido tantas vezes que a madeira em que aquela tábua monumental fora talhada estava sulcada em vários centímetros. Por fim, lavavam os aventais e os panos em alta temperatura. Tudo recomeçava no dia seguinte. O trabalho do açougue pautava a vida cotidiana e não deixava espaço para nenhum descanso. A carne tinha dado tudo à família, não podiam ser ingratos com ela.

Além disso, Émile, meu avô, percorria centenas de quilômetros todas as semanas para abastecer a constelação de vilarejos dos arredores. Agarrado às encostas calcárias, seu caminhão adaptado ia aos povoados e lugarejos. Estacionava por algumas horas aqui, por alguns minutos ali. Naqueles vilarejos, privados de comércio havia anos, ele era aguardado com impaciência.

Conhecia perfeitamente bem a região. Seu pai, Désiré, e antes dele seu avô, François, haviam se estabelecido ali como vendedores de carne de cavalo. Compravam dos camponeses pobres dos vales, a preço de banana, animais vivos que levavam e cercavam nas partes altas do vilarejo para engordar. Quando adultos, os animais eram abatidos e a carne, revendida a retalho para que gerasse margens de lucro confortáveis.

O que as pessoas iam buscar no açougue era a carne de um animal morto pelo próprio açougueiro, uma garantia de qualidade. Na carteirinha do serviço militar de Désiré, de 1908, consta esta qualificação precisa na rubrica *profissão*: "Açougueiro que sabe matar".

Pouco a pouco, a família acabou acumulando um patrimônio e agora era notável, abastada.

Émile tinha passado a infância no vilarejo, nos anos 1930. Na época o povoado era bastante animado, com os hotéis, as lavanderias, o curtume, as fábricas de móveis e de massas alimentícias. Assim que terminou os estudos, o filho foi contratado pelo pai e logo se tornou indispensável. Ele o acompanhava aos vilarejos próximos para comprar animais. Distantes dos povoados, ao final de estradinhas acidentadas, encontravam-se fazendas isoladas. Désiré ensinou Émile a escolher os animais e a negociar antes de colocá-los no caminhão, apesar da teimosia instintiva deles. Mostrou orgulhosamente como engordá-los, abatê-los e trinchá-los. Assim, Émile tornou-se açougueiro. Sua vida estava inscrita na continuidade da família, na memória dos lugares. A ele foram legados um nome e um status, mais do que um ofício. Quando os pais morreram, os filhos dividiram as economias, os apartamentos e os terrenos. Como era o mais velho, Émile naturalmente ficou com o açougue e o "estoque". Ele recebeu de herança a empresa, o trabalho e a vida do pai.

A história de Louise, minha avó, foi muito mais tumultuada. Ela vinha de uma família italiana do Piemonte. Seu pai se matava no campo. Trabalhava em uma fazenda em San Firmino por um salário de fome. Nas costas arqueadas pelo peso das cargas, na nuca queimada pelo sol, na palma das mãos machucadas, algo acabou germinando. Junto aos camaradas de infortúnio, sonhou com um futuro melhor. As coisas acabaram mal. A ameaça aos comunistas se aproximou. Entre humilhações e maus-tratos, o avanço do fascismo não lhe deixou alternativa. Numa noite de 1942, foi obrigado a fugir às pressas, com mulher e filhos. Depois de vários dias de caminhada a esmo em direção ao sul, encontraram refúgio em um vilarejo do vale do rio Roya. Nesse bastião da esquerda, os moradores lhe sugeriram tomar posse de uma casa em ruínas. Pouco depois, o pai de Louise conseguiu trabalho nas fazendas vizinhas.

Quase trinta anos antes, ao fim da Primeira Guerra Mundial, a chegada de famílias italianas na região permitira que se freasse o êxodo da montanha e compensara a ausência dos homens que nunca haviam voltado das trincheiras. Esses imigrantes pobres eram muito apreciados pelos empregadores locais, tanto na agricultura quanto na construção e na indústria. Naquela época, foram o sangue e o suor italianos que escavaram os desfiladeiros obscuros e ergueram os viadutos vertiginosos sobre os quais a estrada e a via férrea um dia levariam dos Alpes ao Mediterrâneo. Mas, a partir da crise dos anos 1930, eles foram acusados de tudo. De ser sujos, de se contentar com alojamentos insalubres e salários irrisórios ou ainda de ter filhos demais. Nesse contexto deletério, Louise aceitava seu lugar. Assim como o pai, ela aprendeu rapidamente a passar despercebida, abaixar o olhar e calar a boca diante do desprezo dos patrões, das famílias cujas casas ela limpava ou de cujos filhos, pouco mais novos que ela, cuidava. Não reclamava. Aqui também vivia na miséria, mas pelo menos não temia mais que homens com camisas marrons aparecessem numa noite e abandonassem seu pai moribundo na soleira da porta.

Minha avó não contava muito da infância, na qual tudo lhe faltara. Às vezes falava sobre o frio, a fome e o racismo, embora não se ativesse aos detalhes. Lembrava-se da casa apertada demais para uma família tão numerosa. Quando jovem, passou anos dormindo no chão e não comendo nada além de polenta. Detestava os pratos simples, conjurava o passado cozinhando pratos generosos. Era a sua revanche.

Nada na casa dos meus avós sugeria algo da história dela. Somente sua mãe, uma idosa quase centenária, com Alzheimer, envolta em uma coberta, ainda testemunhava esse passado. Sentada em uma poltrona, quase surda, minha bisavó ficava horas murmurando frases desconexas numa mistura de italiano e dialeto piemontês. Às vezes ela acordava em pânico. Uma cena de sua juventude aparecera nos sonhos. Ela gritava procurando pelo marido, pelos pais. Era a Itália que ressurgia, como aquelas lembranças que tentamos reprimir no meio da noite. Para acalmá-la, por alguns segundos minha avó recuperava sua língua perdida.

Louise tinha conhecido meu avô no final da adolescência. No verão, a cada sábado um vilarejo do vale festejava seu santo padroeiro organizando um baile. Depois da missa, saíam carregando pelas ruas uma estátua de madeira, em seguida montavam um palco de dança na praça. Sob as grinaldas luminosas, Émile convidara Louise para dançar. Em poucas músicas, a sorte deles estava lançada. Apesar das reservas do pai de Émile, o casamento aconteceu. Louise logo foi integrada na minoria abastada do vilarejo. Naquela pequena comunidade, alguns sobrenomes eram exibidos com orgulho na vitrine de uma loja ou na traseira de um caminhão. Outros ficavam manchados pela infâmia do alcoolismo de um pai ou pelo desespero de uma mãe descontrolada por conta das malcriações dos filhos, numerosos demais. Louise quis garantir que os filhos honrassem a casta à qual ela agora pertencia. Aquela em que as crianças eram chamadas pelo nome, vistas na igreja e nas quadras de tênis, e sempre felicitadas pelos professores, ao contrário dos filhos das famílias modestas, que ficavam perambulando pelas ruas. Estes nunca recebiam outra coisa a não ser pancadas do diretor da escola, que gritava seus nomes e os fazia ajoelhar durante horas em sua sala com um dicionário na cabeça.

Agora, minha avó tinha pessoas sob seu comando, o que fazia parte dos atributos de sua nova classe. Duas crianças com transtorno mental foram levadas para a casa dos meus avós pela Assistência Social: Pierre e, em seguida, Suzanne. Era uma prática comum no interior de Nice. Com isso, muitas famílias conseguiam uma compensação financeira e acabavam dispondo de braços suplementares para o trabalho.

Tanto no açougue quanto em casa, Louise afirmava seu lugar. Gritava, rebaixava, dava ordens a pessoas dóceis. Antigos clientes ainda se lembram dos comentários mordazes direcionados aos impacientes para serem atendidos. Minha avó tinha sobrevivido a tudo, ao exílio, à fome, ao frio e às humilhações. Ela se comportava como haviam feito com os seus.

Ao longo dessa vida sem descanso, Louise e Émile constituíram uma família. Tiveram quatro filhos: Désiré, Jacques, Christiane e Jean-Philippe. Como se herdasse algo especial, e como era habitual em várias famílias italianas, o filho homem mais velho recebeu do avô paterno o primeiro nome. Esse nome era o legado de um dos poucos soldados do vilarejo que voltara com vida das trincheiras, o antepassado graças a quem a família agora vivia em situação confortável. O primeiro filho tinha de dar o exemplo, seguir o caminho dos pais, honrar esse nome que seus ancestrais tanto se esforçaram para enaltecer em todo o vale.

# A síndrome gay

Em julho, depois em agosto de 1981, o *MMWR* comunica que uma epidemia ganha terreno nos Estados Unidos. A doença acomete mais de uma centena de pacientes, de San Francisco a Nova York. Até o momento, ninguém identificou o agente responsável pelo declínio das defesas naturais dos doentes. As primeiras análises revelam uma deficiência vertiginosa do sistema imunológico.

À espera da elucidação, procura-se tratar, da melhor maneira possível, os sintomas e as patologias que proliferam nas pessoas infectadas. Febres, suores noturnos, perda de peso, diarreias crônicas, aumento do volume dos gânglios linfáticos são identificados como sinais precursores da doença, antes da manifestação de enfermidades mais graves, como a pneumocistose e o sarcoma de Kaposi. A síndrome é identificada em uma mulher e em alguns homens heterossexuais, aparentemente heroinômanos. Comparada ao número de homossexuais afetados até então, essa informação parece insignificante.

O estado dos doentes quase sempre evolui da mesma forma. Algumas vitórias breves, momentos de aparente remissão, e em seguida a debilidade das defesas naturais se exacerba a tal ponto que os doentes sucumbem aos ataques das novas infecções. Visto que os homossexuais são maioria, procura-se inicialmente no modo de vida deles a origem da contaminação. Por um momento, suspeita-se dos *poppers*, estimulantes muito apreciados pela comunidade gay. Cientistas norte-americanos visitam clubes para conseguir amostras e analisar em laboratório. A hipótese é rapidamente abandonada.

"Kaposi. O mal misterioso dos homossexuais norte-americanos."

O *Libération* é o primeiro jornal francês a publicar um artigo sobre essa doença, no dia 6 de fevereiro de 1982. Tudo é redigido no condicional. O jornalista se esforçou para reunir os poucos elementos disponíveis. Ele cita Willy Rozenbaum, que assumiu os primeiros casos registrados na França, no hospital Claude-Bernard, e dá o número de telefone de um centro de vigilância epidemiológica que nada mais é do que o modesto consultório do médico parisiense.

Willy Rozenbaum e Jacques Leibowitch estão assustadoramente sós. Seus colegas ironizam os novos pacientes e se perguntam por que gastar tanto tempo e energia com um mal desconhecido que só atinge uma dezena de doentes na França. A pesquisa sobre essa deficiência imunológica não entusiasma ninguém.

Em 6 de março de 1982, Willy Rozenbaum e mais cinco médicos publicam na revista *The Lancet* um artigo intitulado "Múltiplas infecções oportunistas em um homossexual masculino na França", no qual expõem a evolução da doença no primeiro paciente identificado pelo infectologista, em 5 de junho de 1981. O estado do jovem comissário de bordo com pneumocistose se agravara rapidamente e ele desenvolvera outras patologias, entre elas uma toxoplasmose cerebral no agosto seguinte.

Em julho de 1982, sai no *MMWR* um artigo indicando que a doença acabava de ser diagnosticada em três hemofílicos heterossexuais e um bebê que tinha feito transfusão de sangue. A lista cresce e, uma semana após a outra, uma publicação após a outra, passa a incluir também pacientes heterossexuais, hemofílicos, toxicômanos, mulheres e crianças pequenas. Porém, tanto na França como nos Estados Unidos, as autoridades não entendem por que alguns médicos mostram tamanho interesse pelo que ainda era chamado de "síndrome gay".

Agora, Willy Rozenbaum está convencido de que se trata de um vírus. Particularmente agressivo, ele seria capaz de destruir o sistema imunológico, abrindo caminho para doenças raríssimas em pessoas jovens. Com base nas características dos primeiros doentes identificados, Willy Rozenbaum pensa que a propagação se dá por relação sexual e contato sanguíneo. Junto da virologista-chefe do Claude-Bernard, Françoise Brun-Vézinet, sua colega de trabalho e amiga, ele procede por eliminação, considerando um por um os vírus já conhecidos que são transmitidos por vias sexual e sanguínea. O citomegalovírus é um suspeito importante. Do tipo herpes, ataca especialmente pessoas imunodeprimidas e às vezes ocasiona pneumopatias. Françoise já trabalhara com esse vírus, sabe detectá-lo e começa a fazer pesquisas com o sangue e os linfonodos dos primeiros pacientes. Depois de algumas semanas de trabalho, os dois médicos têm que se render às evidências: é verdade que às vezes o citomegalovírus se encontra nas amostras dos doentes, mas está longe de ser algo sistemático. É inegável que ele não está na origem da doença.

O culpado certamente é um vírus desconhecido dos pesquisadores. Com base em artigos publicados em revistas médicas norte-americanas, Willy Rozenbaum, Françoise Brun-Vézinet e Jacques Leibowitch começam a investigar o retrovírus. A hipótese é sedutora, porque essa categoria de vírus fora pouco estudada, principalmente no homem. Aos três médicos franceses faltam competências nesse campo. Eles precisam de ajuda. Rozenbaum recebe uma primeira negativa da equipe de Jean-Paul Lévy, no hospital Cochin. Bastante familiarizado com o idioma inglês, Leibowitch, por sua vez, estabelece os primeiros contatos nos Estados Unidos com Robert Gallo, um virologista conhecido internacionalmente desde que descobrira o primeiro retrovírus humano, o HTLV, responsável por certas leucemias. Ele acredita que o norte-americano é o único que pode ajudá-lo a analisar com mais clareza o sangue dos pacientes.

Paralelamente, os esforços de Willy Rozenbaum para alertar os meios de comunicação começam a dar frutos. No sábado 27 de março de 1982, a primeira reportagem televisiva dedicada à doença é transmitida no jornal das oito da noite do canal Antenne 2.* A âncora Christine Ockrent explica que os casos de sarcoma de Kaposi, um câncer raro, se multiplicam de maneira inquietante nos Estados Unidos. O estranho é que atingem apenas homens homossexuais. A jornalista, então, solta o VT: uma Nova York de cartão-postal, com arranha-céus, táxis amarelos, policiais. Segue com imagens de bares gays com homens jovens musculosos dançando e entrevistas na rua em que os transeuntes, mais ou menos preocupados, explicam que as informações de que dispõem provêm de cartazes caseiros, feitos à mão, e afixados na vitrine das farmácias. Alertando a comunidade gay sobre uma nova doença, descrevem, com algumas fotos, os sintomas.

O sarcoma de Kaposi, a comunidade homossexual: durante anos os estereótipos dos doentes vão se manter assim, inaltera-

---

* Nome anterior do que é hoje conhecido como France 2, o principal canal público francês e um dos mais vistos no país. (N.T.)

dos. Na ausência de explicações tangíveis, por muito tempo os meios de comunicação vão se se contentar em mostrar o corpo em sofrimento dos pacientes condenados. A solidão e o isolamento dos indivíduos portadores do que na época era comum chamar de "câncer gay" só se agravarão ao longo do tempo. Mesmo que a reportagem do Antenne 2 esclareça que cada vez mais casos estão sendo registrados na França, as instituições e o público observam o fenômeno como algo muito distante. Willy Rozenbaum faz o possível para ampliar a audiência. Repetidas vezes ele tenta se aproximar da associação dos médicos gays, que o rechaçam categoricamente. Alguns temem que, para além de entender a doença, tudo isso sirva apenas para estigmatizar ainda mais a comunidade homossexual. Mesmo assim, a associação acabará aceitando trabalhar com Rozenbaum para fazer o levantamento e o acompanhamento dos doentes.

No mundo extremamente discreto das instituições hospitalares parisienses, a inquietação e a agitação desse diretor de departamento começam a incomodar. Logo isso vai lhe custar caro. Numa noite de maio de 1982, sua cabeça rolou. Incomodada com a presença da população homossexual que o infectologista atrai para suas consultas, a direção do Claude-Bernard lhe comunica que, se decidir continuar os trabalhos sobre essa síndrome, terá de achar outro hospital onde exercer a medicina.

# Juventude

Meu pai quase nunca me falava sobre essa parte de seu trabalho. E, no entanto, era lá que residia a reputação da família. Quando eu lhe pedia para me contar como era feito, ele dizia apenas que tinha de ser rápido. Não tanto porque havia muito a ser feito, mas porque não podiam estressar os animais. Caso contrário, a carne estragaria. Ele dizia que o gado não precisava sofrer em vão.

O criador fazia um animal descer do caminhão. Os outros aguardavam a vez mugindo na noite. Com uma corda, ele guiava o gado por um corredor formado por uma barreira metálica, e lhe falava à orelha dando tapinhas na coluna para transmitir confiança. Pierre, "o empregado" da família, acompanhava de perto. Meu pai e Émile os esperavam no fim, em uma sala grande iluminada com neon, toda azulejada de branco. No teto havia trilhos com ganchos nos quais o gado era crucificado. Ao chegar no final do corredor, o criador puxava a corda e encurralava a cabeça do animal contra a barreira. Era nesse momento que aparecia a faca do meu pai. Rápida, precisa. Ele cortava bruscamente uma artéria do pescoço para que o animal morresse sem se debater, sem entender que estava sendo morto. Era melhor para todo mundo. Uma vez realizada a sangria, deixavam o animal de cabeça para baixo a fim de destripá-lo.

Na carcaça estirada, ainda percorrida por violentas convulsões, a golpes de faca meu avô e meu pai faziam a triagem em meio aos órgãos. Pierre, então, movia a carcaça esvaziada ao longo dos trilhos até a câmara fria, enquanto o criador ia ao caminhão buscar a próxima vítima. Não era possível parar, não antes de dessangrar o último animal.

Quando enfim os mugidos cessavam, na noite novamente silenciosa, todos aproveitavam para fazer uma pausa. Cobertos de sangue e suor, dividiam sob as estrelas uma garrafa de café, pão e queijo. Sentados no degrau do caminhão, contavam causos das fazendas e vilarejos vizinhos. Os criadores felicitavam o açougueiro por ter ensinado tão bem seu filho a matar. Por isso, estavam ali. Era onde melhor se abatiam os animais.

Às vezes, uma BMW amarela estacionava entre os caminhões, com o rádio no volume máximo. Era o outro filho do açougueiro que voltava da praia. Passara a noite na balada. Com o terno de veludo e os sapatos lustrados, rodara os bares à beira-mar com os amigos. Como o abatedouro ficava na entrada do vilarejo, ele parava para tomar um café com o pai antes de ir dormir. Todo orgulhoso, Émile apresentava o filho mais velho aos poucos criadores que ainda não o conheciam. Désiré acendia um cigarro antes de contar suas loucuras. Sob o olhar de admiração do irmão mais novo e com a bênção do pai, ele divertia o público até que a necessidade do trabalho se impusesse novamente. Então, desaparecia desejando boa noite a todos aqueles que não a teriam.


Désiré era o filho preferido. Algo muito comum nas famílias do vale, o primeiro homem era mais mimado que os outros, tinha tratamento especial, como se a atenção exclusiva que lhe haviam dedicado antes da chegada dos irmãos e das irmãs nunca houvesse se dissipado. Émile simplesmente reproduzia o modelo dos pais. Essas coisas não eram ditas, mas meu pai, o segundo filho, comentou comigo algumas vezes. Ele justificava a educação que dava para mim e meu irmão pela importância da equidade afetiva e material. Como se ali residisse a origem do desastre, a história de seus pais e Désiré havia se tornado um exemplo a não ser seguido. Um dia, quando reclamei de ter de levar o lixo até o fim da rua, dizendo que era a vez do meu irmão, ele teve um acesso de raiva fora do normal. Mencionou sua infância, seus pais, que sempre contavam com ele para as tarefas ingratas e poupavam o irmão mais velho: "Désiré sempre estava com roupas novas, que não era pra sujar, já eu, que ficava com as roupas velhas dele, podia muito bem levar a lenha pra garagem, limpar a área de manipulação do açougue ou tirar o lixo. Quando ele vestia um pulôver novo, eu tinha até que carregar sua mochila no caminho da escola!". Em seguida, acrescentou, como sempre fazia: "Aqui não tem preferido". Fui entender muito mais tarde os motivos dessa obsessão que, tacitamente, condenava a educação dada por seus próprios pais e os acusava de serem culpados pelo destino de seu irmão.

Muito jovem, meu pai se tornou indispensável no açougue. Queria agradar os pais e insistia em participar o quanto antes do ofício paterno. Porém, ele ia bem na escola e alguns professores o encorajavam a continuar os estudos. Recusou-se categoricamente. A determinação era tamanha que obteve autorização para sair da escola antes da idade permitida. Aos quinze anos, portanto, renunciou à juventude para trabalhar. Sua vida foi consumida pelo açougue. De pé às quatro horas da manhã, ele seguia o pai por todo canto: ao abatedouro, ao açougue, nas viagens. Enquanto vivia uma vida adulta, seus amigos iam ao colégio, passavam as férias fazendo festa. Nos jantares de sábado à noite, seus olhos se fechavam no meio das conversas. Sua cabeça acabava batendo na mesa. Tinham de acordá-lo para a sobremesa. Era o primeiro a sair de fininho para poder estar no açougue de madrugada, quando seus amigos estavam indo dormir. Pouco a pouco, passou a falar apenas de trabalho, das horas de trabalho acumuladas na semana. Dele as pessoas diziam que era um "patrão", e para ele isso era motivo de orgulho. Os clientes, os fornecedores, os atacadistas elogiavam seu empenho e invejavam seus pais por terem um filho tão dedicado. Nas tardes de domingo, seu corpo exausto afundava no sofá. Ele cochilava nas cenas de perseguição das séries policiais norte-americanas.

Enquanto isso, o irmão mais velho descobria que era possível outra existência, longe da carne e do vale. O vilarejo só tinha uma escola de ensino fundamental e uma de ensino médio, de modo que Désiré foi estudar no Parc Impérial, uma escola em Nice. Ele descia no primeiro trem de segunda-feira e passava a semana no internato. Lá, a segurança e a felicidade que lhe haviam rendido uma infância cercada de afeto e admiração permitiram a ele que se destacasse diante dos outros. Ele era engraçado, animado e fazia amigos facilmente.

Assim, o filho mais velho frequentava novos territórios, povoados de lugares e rostos que só ele conhecia. No vale, nada escapava aos parentes e amigos, mas agora a maior parte de sua vida se desenrolava em um cenário ao qual ninguém mais tinha acesso.

Désiré voltava para casa no trem noturno de sexta-feira. Jantava com a família antes de ir ao bar encontrar os amigos, aos quais contava as aventuras na cidade. Os pais respeitavam demais os estudos do filho para pedir que trabalhasse no açougue durante os fins de semana. Aliás, desde que o irmão mais novo se empregara, nem era mais necessário. Então, a única coisa que lhe recomendavam era não fazer besteira. A liberdade do meu tio acontecia nas escapadas, longe da família.

Ele foi o primeiro da família a concluir o curso superior. Para a mãe, que não fora além do primário, e o pai, que tinha um certificado de açougueiro profissional, esse diploma representava um orgulho imenso. Ansioso para conseguir independência total, Désiré terminou a faculdade, mas não seguiu nos estudos. O tabelião do vilarejo estava à procura de um secretário. Quando ele se apresentou, foi contratado imediatamente. Logo meu tio se instalou em um apartamento próprio, em cima do café da praça.

Tudo acontecia como o pai e a mãe dele tinham desejado. O filho mais velho estudara e agora trabalhava em um escritório respeitável. O mais novo, mais prático e dedicado ao serviço, garantia a continuidade do comércio que lhes tinha dado um nome.

# Na terra de cegos

Ao longo do ano de 1982, aumenta o número de doentes diagnosticados na França. Willy Rozenbaum consegue uma vaga no hospital Pitié-Salpêtrière, onde poderá voltar a receber seus pacientes. Nenhum deles está melhorando. Os mortos se acumulam. O infectologista está acostumado com a morte, mas, no caso dessa doença, a condenação dos pacientes é dupla: uma morte física e também social. As matérias na imprensa e as reportagens na televisão sobre a doença disseminaram o medo na população. São raros os familiares acompanhando os doentes, que acabam reduzidos à sua homossexualidade, à sua toxicomania. A maioria conta apenas com um ou outro médico como interlocutor.

No novo hospital, Willy Rozenbaum simpatiza com David Klatzmann, um jovem imunologista, ainda estudante, que o ajuda na análise do sangue dos doentes. Quando a enfermidade atinge um estágio avançado, ele confirma que não se detecta mais quase nenhum linfócito T4, como já constatavam algumas publicações norte-americanas.

Em 27 de julho de 1982, em Washington, é adotado o acrônimo aids — *Acquired Immunodeficiency Syndrome* (síndrome da imunodeficiência adquirida) — para nomear a doença. O nome mudava, mas os estigmas associados à antiga "síndrome gay" não desapareceram.

Em Paris, incentivado por Willy Rozenbaum e Jacques Leibowitch, um pequeno grupo de cerca de vinte médicos se reúne a cada quinze dias desde a primavera. Entre eles estão virologistas do hospital Claude-Bernard — Françoise Brun-Vézinet e sua aluna Christine Rouzioux —, os imunologistas Jean-Claude Gluckman e David Klatzmann, o pneumologista Charles Mayaud, o psiquiatra Didier Seux e profissionais de diversas especialidades. Eles compartilham as observações de sua prática e elaboram hipóteses para dissipar a sombra que ainda paira sobre essa estranha síndrome. Os doentes devem ser mais bem acompanhados. Representantes da DGS,[*] como Jean-Baptiste Brunet, logo se juntam ao grupo.

Os membros do que foi designado como GFTS — o grupo francês de trabalho sobre a aids — são todos jovens, os mais velhos mal completaram quarenta anos. Somente dois deles já são professores, alguns não chegaram nem a terminar os estudos. Entre eles, nenhum peso-pesado da comunidade médica e científica. Os especialistas e médicos renomados da época não se interessam por essa doença, que atinge poucas pessoas que, além disso, pertencem a uma população considerada marginal. Esses dois pontos — a ausência de eminências da comunidade médica e a homossexualidade da maioria dos doentes — condenam o GFTS a desenvolver seus trabalhos em meio à indiferença.

A equipe do GFTS também se destaca pela dimensão pluridisciplinar. Em geral, cada especialidade se restringe a uma área precisa. Infectologistas, imunologistas, dermatologistas,

---

* Departamento do Ministério da Saúde e Assistência Social francês encarregado de conceber e implementar, entre outras, a política nacional de saúde pública. (N.T.)

um pneumologista, virologistas, um psiquiatra e médicos generalistas compartilham seus conhecimentos. Além disso, representantes da associação dos médicos gays possibilitam a ponte com a comunidade que parece ser a mais atingida.

No primeiro encontro do grupo, Willy Rozenbaum e Jacques Leibowitch expõem os casos dos pacientes que eles identificaram, descrevem os sintomas e avançam na hipótese de um vírus que se propagaria pelo sangue e por relações sexuais. Fazem um balanço das primeiras correspondências com o CDC de Atlanta. Redigem comunicados a serem difundidos para o maior número possível de médicos a fim de recensear melhor os doentes.

Jacques Leibowitch relata suas conversas com o virologista norte-americano Robert Gallo acerca do retrovírus. A tese de que a doença seria especificamente homossexual e masculina parece frágil demais para o médico francês. Ele lembra que foram observados casos de sarcoma de Kaposi e pneumocistose em mulheres na França e nos Estados Unidos. Mostra aos colegas a nota de cerca de dez páginas que redigiu para alertar as grandes instituições hospitalares francesas.

Uma das primeiras ações foi a troca de informações. Centenas de médicos, aos quais foram descritos os sintomas da doença, são solicitados a informar os casos que observarem nos consultórios. Mais uma vez, a iniciativa é acolhida com certa indiferença. Apenas 29 pacientes são registrados no final de 1982, e quase todos na região da Île-de-France. Entretanto, suspeitava-se que o número era muito maior. Na visão de muitos médicos, o tempo das grandes epidemias tinha acabado, e poucos se dispunham a explorar esse continente incerto. Caolhos em terra de cego, os médicos do GFTS são os únicos a querer entender o que está acontecendo, em meio a uma comunidade médica que se recusa a encarar a realidade. Com frequência, as discussões são acaloradas. Jacques Leibowitch é um homem enérgico, que explode com facilidade. Rapidamente ele se distancia de Willy Rozenbaum para privilegiar uma colaboração com a equipe do professor Gallo. Os caminhos dos dois primeiros franceses a terem captado a gravidade da síndrome da aids se separam em 1982.

Em paralelo, são criadas linhas telefônicas diretas para recensear e estabelecer contato com os doentes a fim de informá-los, mas também de aprender com eles. Naquela altura, muitas vezes eles sabiam mais sobre a doença do que os próprios médicos. Também assumiram um papel inédito no processo de tratamento por meio da observação que faziam de seus sintomas e pelo compartilhamento das constatações. Esses jovens, na maioria homens, têm a mesma idade das pessoas que cuidam deles e frequentemente são rechaçados pelos familiares, que não querem mais tocá-los, nem mesmo vê-los. Vários deles encontram no GFTS a escuta, a consideração e a esperança que pensavam ter perdido para sempre.

# Amsterdam

*Amsterdam é uma cidade belíssima. As pessoas são adoráveis.*
*Vou voltar em breve.*

*Beijos,*
*Désiré*

Os aborrecimentos da família começaram com essas poucas palavras escritas no verso de um cartão-postal recebido numa manhã no açougue.

Désiré abandonou tudo num impulso. Alguns meses antes, no camping municipal, ele simpatizara com um grupo de estudantes holandeses. A facilidade com que aqueles jovens viajavam e faziam amizade em suas andanças era algo fascinante para meu tio. Eles tinham fumado maconha juntos e conversado durante horas. Um casal deixara para ele um endereço em Amsterdam. Annekatrien e Nell o haviam convidado para passar alguns dias na casa deles assim que tivesse uma oportunidade.

Seguiram-se longas semanas de tédio entre o escritório do tabelião e o bar da praça. Uma manhã, Désiré não teve forças para ir ao trabalho. Pôs algumas coisas na mochila e, enquanto seu pai fazia a sesta, passou no açougue para surrupiar dinheiro do caixa, antes de tomar o trem na pequena estação do vilarejo e, depois, em Nice, o trem noturno para Paris. Com apenas vinte anos, pela primeira vez ele cruzava os limites da redoma na qual sua existência estava presa. Quanto mais o trem avançava noite adentro, mais livre ele se sentia.

No dia seguinte à sua partida, o telefone do açougue tocou. O filho mais velho contava que tinha ido a Amsterdam ficar na casa de uns amigos. Não precisavam se preocupar. Minha avó não sabia nem mesmo localizar essa cidade no mapa. Ela não teve tempo de dizer para ele voltar logo para não perder o emprego. A ficha da cabine telefônica caiu e a conversa logo foi cortada. O toque absurdo do aparelho a devolveu a sua impotência.

Seu filho mais velho estava, então, conhecendo Amsterdam. Enquanto os anfitriões estavam na faculdade, ele passeava pelos canais, pelos parques e pelas ruas entre a estação e a praça Dam. Perdia-se em meio a um mar de gente, hippies, punks e funcionários de terno. Longe do vilarejo, da vigilância materna, o mundo não tinha limites. Entre o dinheiro que economizara trabalhando e o que furtara do caixa do açougue, ele podia aguentar algumas semanas. Planejava voltar quando ficasse liso.

Um dia, ficou esperando Annekatrien e Nell no bar embaixo da casa deles. Uma jovem franzina de cabelos castanhos puxou papo. Ela tinha reparado que ele não havia comido seus amendoins e se dispôs a acabar com eles. Observando a voracidade com que ela os devorava, meu tio explodiu de rir. Eles se conheceram numa mescla de inglês e francês.

Ela se chamava Maya, tinha apenas dezesseis anos e acabara de fugir do internato. Estava na rua fazia vários dias e ia até o bar à noite para tomar uma bebida que comprava com algumas moedas conseguidas durante o dia. Alimentava-se dos amendoins que o garçom colocava nas mesas. Meu tio também contou para ela sua história, o vilarejo, o tédio, sua necessidade de cair na estrada, o desejo de viver uma vida diferente da de seus pais. Imediatamente Maya se apaixonou por Désiré, pelos cabelos compridos, pelo estilo Patrick Dewaere. No dia seguinte Maya levou suas poucas coisas para a casa de Annekatrien e Nell: roupas, alguns discos de Gerry Rafferty e um violão velho.

No vilarejo, meu pai trabalhava, como sempre. Antes de abrir o açougue, ele passava no café para conversar com os clientes, ler e comentar a página Vallées do *Nice-Matin*, dedicada às notícias das cidades do interior. Naquela manhã de outono, o jornal mostrava o corpo de dois jovens encontrados nos banheiros da estação de Nice. Tinham tido uma overdose de heroína, provavelmente. O artigo recordava que, alguns anos antes, uma jovem de dezessete anos fora encontrada morta com uma seringa no braço, no cassino de Bandol. Esse caso anterior tinha sido manchete na grande imprensa. Fora votada uma lei que considerava os usuários de drogas delinquentes e os condenava à prisão.

No começo dos anos 1970, a França finalmente tinha aceitado cooperar com os Estados Unidos para erradicar a "French Connection", uma rede que importava para Marselha morfina-base proveniente da Turquia antes de transformá-la em heroína para exportação. Policiais norte-americanos e seus colegas franceses esperavam desmantelar uma rede de dimensão industrial no Sul da França, mas o que acharam foi uma variedade de laboratórios minúsculos instalados em casas modestas do interior da Provence e da Côte d'Azur. A existência de um vasto sistema organizado era, assim, uma quimera que escondia pequenas redes obscuras cujas fábricas ficavam em banheiros ou garagens transformados em laboratórios em Marselha, Toulon, Nice, Aubagne ou Saint-Maximin.

A França se orgulhava de ter contido o tráfico de heroína. Segundo o jornal *Nice-Matin*, desde que o Hexágono* endure-

---

\* Referência ao formato do território francês. (N.E.)

cera suas leis, as redes haviam se retirado para os Países Baixos e a Itália, onde o consumo de droga causava estragos. O artigo concluía que a heroína, que custara a vida dos dois jovens encontrados na estação de Nice, sem dúvida provinha do exterior. No vilarejo ninguém parecia se preocupar com esse acontecimento distante.

No açougue, o tempo começava a parecer longo para minha avó. Ela enchia seu caçula de perguntas: "O que será que ele foi fazer lá? Ele não te disse nada? Já, já vai fazer três semanas que ele foi embora". Seu filho mais velho não parava de aproveitar as férias do outro lado da Europa. Por que tão longe? Por que na Holanda? Passado um tempo, meu pai talvez tenha explicado à mãe que lá era permitido fumar maconha, uma substância que as pessoas misturavam ao tabaco para viajar um pouco. Ela, que nunca tinha tomado sequer uma gota de álcool, nem fumado cigarro, só pode ter ficado chocada com a revelação. O que as pessoas do vilarejo diriam se soubessem que o filho dela se drogava? Ele tinha de voltar. A honra da família estava em jogo.

O cartão-postal do meu tio tinha acabado de chegar. Na parte de trás do envelope havia um endereço escrito a mão, de uma certa Annekatrien.

# Pasteur

No hospital Pitié-Salpêtrière, Willy Rozenbaum e seus colegas do GFTS continuam fazendo de tudo para progredir nos conhecimentos a respeito da aids. O clima de indiferença vigente não os desencoraja. É impossível abandonar pacientes para os quais eles representam a última esperança de tratamento e consideração. Ficam revoltados com o destino que a sociedade reserva aos doentes, com as discriminações que vão se revelando. Não podem deixar que sejam objeto de boatos grosseiros. Willy Rozenbaum nunca cogitou jogar a toalha. Aliás, as pesquisas que começou há mais de um ano vão assumir um contorno decisivo.

Jacques Leibowitch e seus colegas norte-americanos o convenceram: trata-se de um retrovírus. O infectologista faz então o possível para conseguir aval e apresentar seu trabalho no Instituto Pasteur, onde acredita que encontrará as competências necessárias para desenvolver pesquisas nessa área. Passa as noites reunindo todos os dados que acumulou semana após semana. Ele quer persuadir a prestigiosa instituição a ajudá-lo.

Numa noite do outono de 1982, em uma sala de reunião minúscula, a apresentação feita por um médico de fora do instituto a respeito de uma síndrome surgida recentemente atrai um número ínfimo de pasteurianos. Mas Willy Rozenbaum não se abala. De forma metódica, expõe o desenrolar dos acontecimentos do último ano e meio: sua leitura do artigo do *MMWR*, os primeiros casos de pneumocistose, o sarcoma de Kaposi, os sistemas imunológicos arrasados, seu consultório cada vez mais cheio, as reuniões do GFTS, os contatos com os norte--americanos, a hipótese do retrovírus. Ressalta também o destino que a sociedade reserva aos primeiros doentes. O auditório parece circunspecto. Ao fim da apresentação, ele pergunta se há na sala algum retrovirologista que possa ajudá-lo a resolver esse enigma. Nenhuma resposta. A sala se esvazia em uma atmosfera de indiferença. O médico novamente se defronta com uma parede.

De volta em casa, ele recebe um telefonema de Françoise Brun--Vézinet. Ela quer saber como foi a apresentação no Pasteur. A jovem ainda dirige o laboratório de virologia do hospital Claude--Bernard e continua procurando nas amostras dos pacientes a causa da doença. Willy Rozenbaum lhe comunica o fracasso. Ela insiste: de fato há uma equipe no Pasteur com as competências para levar a cabo esses trabalhos. Quando era estudante, ela tivera aulas com vários membros do instituto. Lembra-se muito bem de Jean-Claude Chermann, um virologista que apresentava os resultados de suas pesquisas em retrovirologia. Então, antes de desligar, ela implora ao colega que não se sinta desencorajado, que continue o trabalho de informar e alertar, e sugere que ele procure diretamente o superior de Chermann, o diretor da unidade de oncologia viral do instituto, o professor Luc Montagnier.

# A viagem

Com apenas dezoito anos, meu pai foi convocado a trazer seu irmão mais velho de volta de Amsterdam. O caçula tinha acabado de tirar carteira de motorista e comprara seu primeiro carro, um Golf seminovo. Ele sempre era o que mais se esforçava para obedecer às ordens dos pais.

Acho que, em toda a sua vida, meu pai nunca tinha subido em um avião ou um trem. Conhecia apenas o trabalho no açougue e o conjunto de vilarejos que visitava de caminhão com o pai. Nunca tinha viajado e falava somente francês e algumas palavras de dialeto italiano para conversar com a avó. As fronteiras de seu mundo não iam além disso. Para ele, a Terra ainda era imensa e desconhecida.

Pouco importa. O caçula da família, aquele que nunca trairia a confiança dos pais, se dispunha a atravessar a Europa para encontrar o irmão mais velho. Meu avô lhe deu dinheiro em um envelope e um mapa rodoviário que comprara na banca de jornais. Minha avó sugeriu que Albert, um primo do meu pai, o acompanhasse. Ele conhecia bem Désiré. Com certeza encontraria as palavras certas para convencê-lo a voltar. Uma manhã eles partiram para Amsterdam com um endereço escrito em um pedaço de papel: aquele que Désiré usara para enviar um cartão-postal a fim de tranquilizar a mãe.

Meu pai não me contou quase nada dessa excursão. Mas até hoje ela é a viagem mais longa que ele fez. Meu computador é quem me mostra o caminho que percorreram. Sei agora que viraram à direita depois da praça da igreja. Foram exatamente 1283 quilômetros. Mais de treze horas de estrada, sem contar as paradas. Imagino que tenham se revezado no volante para poder dormir. Digne, Grenoble, Lyon, Dijon, Nancy, Metz, Luxemburgo, Liège, Maastricht, Eindhoven, Utrecht e, finalmente, Amsterdam.

A única coisa que sei da boca dele é uma história que às vezes contava para entreter os amigos que vinham jantar em casa. Na entrada de Amsterdam eles são parados para uma verificação de identidade. Como o uniforme e os veículos são verdes, meu pai e o primo não entendem imediatamente que se trata de policiais. Engraçadinho, Albert responde às perguntas com insultos em francês: "Cada vez que um dos caras perguntava alguma coisa em holandês, aquele idiota do Albert tinha de mandar uma idiotice. E, como ele achava isso engraçado, não conseguia mais parar!". Os policiais entendem que estão rindo deles e os levam para passar a noite em celas individuais que têm uma grade no lugar do teto, por onde caem lentamente alguns flocos de neve. Congelados, são soltos no dia seguinte.

Eu ficava fascinado com essa história, meu pai quase acabou preso nos cafundós da Europa por causa de uma piada ruim. Justo ele, que eu nunca tinha visto fora da vitrine do açougue. Sua vida ganhava uma dimensão irreal. Eu pedia para saber mais, chamava a atenção dele na frente dos convidados. Mas ele continuava a conversa de adulto me prometendo retomar aquele assunto outro dia. Essa história era sua única escapada fora do vilarejo, um orgulho que ele procurava conservar na lembrança.

Em Amsterdam, mesmo sem entender uma palavra sequer de holandês, Albert e meu pai acabaram encontrando o apartamento de Annekatrien e Nell. Désiré ficou surpreso ao vê-los aparecer assim, mas, no fundo, gostou. Ele estava morando na sala de seus anfitriões com uma jovem que encontrara alguns dias antes. Maya insistiu para ir com eles. Ela tinha abandonado os estudos e se distanciado dos pais. Queria conhecer a França com Désiré. Foi ela que o convenceu a voltar. De todo modo, meu pai não deu alternativa ao irmão. Ele não concebia voltar ao vilarejo e dizer aos pais que havia falhado. Meu tio também tinha noção do que sua mãe mobilizara para que fossem buscá-lo. Não dava pra fazer isso com Louise.

Pegaram a estrada às quatro da manhã. Albert e meu pai na frente, Désiré e Maya, uma holandesa menor de idade e sem passaporte, no banco de trás. Os dois pombinhos tinham os bolsos cheios de haxixe, mas tudo ocorreu sem sobressaltos. Eles chegaram no vilarejo tarde da noite.

No dia seguinte, Désiré apresentou Maya para toda a família. Seu pai e sua mãe estavam tão felizes de vê-lo que, mesmo preocupados com a idade e a situação da jovem, acolheram-na calorosamente. Além de o filho ter acabado de cruzar o continente como um vagabundo qualquer, trazia junto uma menor que rompera com a família. Com a ajuda de Maya, que serviu de intérprete, entraram em contato com os pais dela. Eles não se opunham à escolha da filha. Émile e Louise propuseram regularizar a situação dela registrando-a como *au pair*. Alguns dias depois, foram com Maya a Nice para mandar fazer um passaporte e dar início aos trâmites necessários para a regularização de sua estadia. Assim, estariam em ordem diante da lei e em condições de apresentar as coisas de maneira mais formal para o vilarejo. O mecanismo de negação da minha avó começava a se desencadear. Désiré não fugira para a Holanda sem avisar. Tinha ido passar férias na casa de amigos e voltado com uma jovem que queria aprender francês.

Maya se mudou para a casa do meu tio, em cima do café. Foi logo assimilada à família e à atividade da loja. As primeiras palavras de francês que pronunciou se relacionavam ao açougue. Meu avô a ensinou a decorar a vitrine, salgar os embutidos. Como não acontecia muita coisa no vilarejo, às vezes ela o acompanhava em suas viagens para conhecer a montanha. Às segundas-feiras, ia com ele ao abatedouro. Para impressioná-la, Pierre, "o empregado", bebia o sangue ainda fumegante dos animais que tinha acabado de matar, antes de jogar as vísceras aos cães.

Meu irmão e eu reparamos naquela garota meio hippie nas fotos da época. Em uma das polaroids, está toda enroscada no meu tio, no sofá de veludo da sala da casa dos meus avós. Quando perguntávamos à minha avó quem era aquela desconhecida, ela sempre respondia com um sorriso: "Ah, esta é a Maya, ela era simpática. Morou com a gente alguns meses. Tomava leite nas refeições. Eu nunca tinha visto isso. Era a noiva que Désiré trouxe de Amsterdam. Seu pai teve de ir buscar o irmão. Foi uma das confusões dele".

Em outra foto, Maya aparece com Désiré, meu pai e Albert em uma sala com carpete laranja. É a única imagem que sobrou de Amsterdam. Albert finge que está bebendo o vinho da garrafa que meu pai passa para ele. Maya e Désiré dão gargalhadas.

Meu pai parece muito feliz por estar ali. Como se essa viagem não tivesse sido um suplício, mas, sim, a ocasião de encontrar seu irmão mais velho para uma escapada juvenil. Um curto eclipse no céu do açougue, sem nenhum rastro da raiva que apareceria quando eu lhe pedisse para falar sobre o irmão.

# BRU

No começo de dezembro de 1982, Willy Rozenbaum consegue fazer uma reunião por telefone com o professor Luc Montagnier. O diretor da unidade de oncologia viral do Instituto Pasteur o escuta com atenção. É a ocasião de os dois homens recapitularem tudo o que se sabe sobre a nova doença. Faz um ano e meio que as pesquisas progridem na França e nos Estados Unidos. Sabe-se agora com certeza que ela não atinge somente homossexuais. São registrados cada vez mais casos em outras populações: heterossexuais, heroinômanos e hemofílicos. A transmissão se dá por vias sanguínea e sexual. Sem explicação, contabiliza-se uma alta proporção de haitianos infectados.

Mas a aids ainda continua muito desconhecida. Todas as tentativas norte-americanas de Robert Gallo para identificar um vírus no sangue dos pacientes acabaram fracassando. O agente patogênico parece atacar os linfócitos T4, mas não foi possível rastreá-lo. Dadas as inúmeras enfermidades dos doentes, por conta do sistema imunológico deficiente, os médicos não conseguem distinguir bem. Não o suficiente para poder compreender a origem da síndrome.

Num sábado de manhã, uma primeira reunião é organizada no Pasteur para elaborar uma estratégia. Willy Rozenbaum e Françoise Brun-Vézinet se encontram com três cientistas: Jean-Claude Chermann, Françoise Barré-Sinoussi e Luc Montagnier. Visto que não conseguem observar a presença de um vírus nos doentes em estado mais avançado, sugerem procurá-lo na fase inicial da doença, antes que ele acabe destruindo o sistema imunológico e apagando os rastros do crime.

Seguindo a sugestão de Rozenbaum, os pasteurianos decidem analisar a amostra de um pedaço do gânglio de um paciente no primeiro estágio da aids. É lá que o agente responsável deve estar alojado. Mas, para isso, é necessário garantir que a pessoa escolhida esteja a ponto de desenvolver a doença. O infectologista pensa em um de seus pacientes em particular. Um homossexual que viaja com frequência aos Estados Unidos e lá amplia suas experiências sexuais. No momento, ele sofre apenas de linfadenopatia, uma inflamação dos gânglios linfáticos. Os sintomas não são muitos, mas Rozenbaum vê neles um dos primeiros sinais do mal. Ele notou essa patologia em muitos pacientes que depois desenvolveram a aids. Pergunta ao jovem se consente em participar do experimento. Consciente do destino que o espera, ele aceita.

No dia 3 de janeiro de 1983, uma segunda-feira, Willy Rozenbaum realiza a coleta em seu paciente, em uma sala cirúrgica. No fim da tarde, uma parte é levada a Françoise Brun-Vézinet. A amostra é batizada de BRU, contração do nome do doador. Ela atravessa Paris de táxi, do Pitié-Salpêtrière ao Instituto Pasteur.

É nessa modesta caravana, no fundo de uma geladeira movendo-se em meio ao tráfego caótico da capital, que se desloca talvez o responsável por uma das epidemias mais mortais daquele fim de século.

# Os meninos adormecidos

Provavelmente, começou assim. Um município que vai se deteriorando pouco a pouco, no início dos anos 1980. Uma molecada desmaiada na rua em plena luz do dia. Primeiro pensaram que era bebedeira, comas etílicos ou excesso de baseados. Nada muito mais grave do que acontecia antes. Depois, se deram conta de que não tinha nada a ver com a erva ou o álcool. Aqueles meninos adormecidos estavam com os olhos revirados, a manga da camisa levantada e uma seringa enfiada na dobra do braço. Eram particularmente difíceis de acordar. Os tapas e os baldes de água fria já não eram suficientes. Várias pessoas se reuniam para levá-los até a casa de seus pais, que contavam com a discrição de todos.

Os antigos não entendiam. Filhos de empresários, funcionários públicos, filhos e filhas de comerciantes que em alguns casos tinham conseguido acumular um patrimônio considerável. Famílias com conexões, apartamentos, terrenos, empresas. Não devia faltar nada aos herdeiros. Eles não tinham passado pela Segunda Guerra Mundial, nem pelas guerras da Indochina ou da Argélia, nem por privações, fome, frio. Tinham visto os acontecimentos de Maio de 68 pela televisão, como um eco distante que ressoara com timidez por aqueles vales isolados. Sem ter participado das manifestações nem das greves, eles também tiraram proveito da contestação da autoridade ancestral. Puderam estudar, se divertir e inclusive se perder para encontrar o caminho longe do rigor em que seus pais tinham crescido. Estes já imaginavam para eles uma carreira brilhante em algum cargo público ou numa grande empresa da região. E eis que os encontravam inertes, de manhã cedo, largados no meio da rua. Os velhos do vilarejo criticavam a falta de autoridade dos pais, os valores que desapareciam.

Talvez apenas não houvesse nada para entender.

Quanto aos representantes da lei, era mais simples. Os policiais apareciam de surpresa nas casas opulentas. O carro deles ficava estacionado por horas a fio em frente a esses lares pacatos. Desmontavam os armários, abriam os colchões, rasgavam os pacotes de comida. Só depois informavam os pais, incrédulos, escandalizados pelo fato de seus filhos serem tratados como delinquentes. Explicavam que por causa dos artigos L626 e L627 da lei de 1970 eles poderiam ser presos. Vendedores, detentores e consumidores eram colocados no mesmo saco. Podiam, sem distinção, ser condenados a até dez anos de prisão. A lei também previa para os toxicômanos a possibilidade de seguir um tratamento. Na prática, a Justiça não se preocupava com essas disposições, consideradas supérfluas. Os envolvidos eram pura e simplesmente tratados como delinquentes. Era essa imagem de fora da lei que chocava os pais.

Num vilarejo onde todo mundo se conhecia, a reputação da família era um elemento importante. Para os policiais, ela não tinha muito peso. Na sala de audiências de um juiz de instrução em Nice, os pais não podiam recorrer mais a nenhuma influência para passar pano, interceder por eles. Fora do vale, as coisas fugiam completamente de suas mãos.

Então eles tentavam o diálogo. Os filhos faziam promessas. Não usariam mais. Não seriam mais vistos vadiando com aquelas pessoas que, acusavam, os tinham iniciado nas substâncias. A semente do mal estava plantada. Os filhos mentiam. Os pais acreditavam neles. Negavam as evidências, preocupavam-se muito mais com o que diriam os outros do que com as consequências para o corpo e a alma. A estratégia deles era simples: aguentar até que passasse. Os mais comprometidos forçavam os filhos a fazer tratamentos de desintoxicação nas cidades da costa. E depois, uma vez desmamados, de regresso ao vilarejo, eles voltavam a procurar aquelas mesmas pessoas e a recaída era garantida.

Estavam em plena fase de sideração, incapazes de entender, quanto mais de reagir. Os pais se sentiam perdidos. Alguns ignoravam até mesmo a existência da maconha. Os mais lúcidos se faziam perguntas para as quais não tinham resposta. Quem havia começado aquilo? De onde vinha? Quem poderia ter vendido aquilo para sua filha? Quem mostrara para seu filho como se fazia? Por que os filhos tinham aceitado? Onde arrumavam todo aquele dinheiro?

Os policiais constataram um aumento dos roubos no vale. Mansões no alto das montanhas, mercadinhos, a farmácia, todos tinham sido roubados. Carros eram encontrados de manhã sem rádio. No café da cidade, era comum incriminarem os jovens dos bairros pobres de Nice. Diziam ter visto árabes circularem por ali. Prisões em flagrante logo afastaram essas acusações. Tratava-se de jovens viciados da região, meninos do vilarejo.

Diante das famílias arrasadas, os policiais às vezes inventavam explicações. Depois de ter devastado cidades norte-americanas a partir de Marselha, a heroína se expandira na região vinda de Paris e da Holanda, às vezes da Itália. Era difícil saber com certeza. Ela circulava das cidades grandes aos vilarejos, das festas estudantis às festas em apartamentos. Chegava até os vales no interior, acompanhando os deslocamentos semanais dos jovens do vilarejo que estudavam em Nice. A seringa tinha substituído o baseado e atraía cada vez mais adeptos, felizes de experimentar coisas novas. Esses jovens, mortos de tédio, fascinados por tudo o que vinha da cidade grande, eram os clientes preferidos dos traficantes, que viravam vendedores para pagar o próprio consumo. Quanto maior a transgressão, mais forte a excitação.

Os pais giravam em falso no segredo de seus tormentos. Era de enlouquecer. Durante décadas eles se mataram de trabalhar para conseguir um pouco de conforto e consideração. O mais difícil tinha sido feito. Aos filhos, só restava assumir um patrimônio, uma atividade que fora construída para eles, sob medida. E eis que estavam jogando tudo aquilo na sarjeta das vielas mais sórdidas do vilarejo.

# Science

Na noite de 3 de janeiro de 1983, a amostra do paciente de Willy Rozenbaum chega ao Instituto Pasteur. Luc Montagnier começa a trabalhar imediatamente, corta a amostra de gânglio em vários pedaços e os coloca em meio de cultura. Em seguida, ele distribui as culturas a seus colaboradores e espera as observações. Obtém-se uma segunda amostra, alguns dias depois, extraída de outro paciente: LAI.

Jean-Claude Chermann chama a equipe em seu escritório. Eles estão acostumados a trabalhar com vírus perigosos no Pasteur, mas ninguém tem ideia do risco real desse "negócio". O virologista pede o consentimento de cada um antes de começar os experimentos, não quer forçar ninguém. A resposta é unânime: "Se você fizer, nós faremos com você".

Inicia-se um longo trabalho. Depois de três semanas de observação, Françoise Barré-Sinoussi, a ex-aluna de Chermann, nota uma atividade de transcriptase reversa. Trata-se de uma enzima utilizada pelo retrovírus para invadir o hospedeiro. A jovem se dá conta de que as coisas evoluem rapidamente naqueles tubos de ensaio. Além de confirmar a presença da transcriptase reversa, ela constata uma morte tão rápida das células que muito em breve nada mais poderá ser observado nas culturas.

Em uma reunião de urgência no escritório de Jean-Claude Chermann aprova-se a decisão de alimentar essas amostras com glóbulos brancos para manter a atividade delas. Para isso, os pesquisadores recorrem às bolsas de sangue do centro de transfusão do Instituto Pasteur. Sem conseguir identificar a origem do mal, vão nutri-lo para ganhar tempo.

Tendo em vista a morte brusca das células, a equipe do Pasteur julga que a hipótese de seus colegas norte-americanos está errada. Do outro lado do Atlântico, defende-se a ideia de que o agente responsável pela doença é sem dúvida um retrovírus do tipo HTLV. Se fosse esse o caso, as células observadas tenderiam a se multiplicar — mas as amostras das culturas do Pasteur morrem em massa.

Alguns dias depois, Françoise Barré-Sinoussi detecta de novo em suas culturas a enzima típica dos retrovírus, dessa vez em quantidade bem superior. Ela informa seu diretor. Por sua vez, Jean-Claude Chermann avisa Luc Montagnier, que passa as amostras para Charles Dauguet. O microscopista eletrônico do instituto tenta localizar o retrovírus. Ele também fora alertado do perigo da tarefa, mas está acostumado a esse tipo de observação. Com material de ponta, examina minuciosamente as menores partículas do fragmento que lhe forneceram. Ciente de que talvez esteja perto de seu objetivo, Luc Montagnier vai visitá-lo todas as noites para saber se identificou alguma coisa concreta. No dia 3 de fevereiro, após uma interminável semana de espera, o telefone finalmente toca. O microscopista é breve: "Pronto, consigo ver".

A equipe inteira irrompe em seu laboratório. Um por vez, todos observam no aparelho uma partícula de vírus, com uma morfologia própria, germinando. Ela não se parece com nada até então conhecido.

Não se trata do vírus HTLV, como a equipe do professor Robert Gallo acredita. O vírus identificado no Pasteur é diferente, tende a destruir as células que encontra. Uma porção do vírus francês, isolado a partir da amostra do gânglio do paciente LAI, em estado mais avançado da doença do que BRU, é enviada às equipes norte-americanas para que elas também possam observar.

Em 20 de maio de 1983, um artigo é publicado na prestigiosa revista norte-americana *Science*. Ele informa que uma equipe de pesquisadores franceses descobriu um novo vírus mortal, provavelmente responsável pela síndrome da imunodeficiência adquirida. Prudentemente, Luc Montagnier tomou o cuidado de batizá-lo LAV, acrônimo de *Lymphadenopathy Associated Virus* (vírus associado à linfadenopatia). Convém se diferenciar da hipótese norte-americana, mas sem cantar vitória cedo demais. Resta determinar a relação de causalidade entre essa descoberta e o desenvolvimento da doença.

# Super-8

É o fim de uma manhã primaveril no campo. Vemos pessoas com roupas de domingo, agindo aos solavancos por causa da cadência do rolo de filme. Estão tomando um aperitivo em frente à casa. Sem dúvida ouviam-se gargalhadas, barulho de pedregulhos, cantos de pássaros e o vento na folhagem. Como a câmera do meu pai não captava sons, todos estão quietos. Só se escuta o barulho do projetor, que transformou todas essas pessoas em fantasmas.

Dois bebês idênticos passam de mão em mão para posar com as pessoas diante da objetiva. Crianças correm umas atrás das outras, em meio aos adultos que brindam e aos cachorros que roubam os biscoitos do aperitivo. Excepcionalmente, a família do meu pai e a da minha mãe estão reunidas em um filme envolto por um papel amarelo em que está escrito à mão "Batizado dos gêmeos".

Depois de um minuto e 32 segundos, em um canto da imagem, vemos um casal isolado, um pouco distraído. A magreza, os rostos esquálidos e os dentes retraídos fazem com que pareçam esqueletos. São tão parecidos entre si que poderiam ser irmãos. Désiré e a esposa Brigitte já estão completamente viciados em heroína. Fica evidente no filme, só mesmo minha avó para não ver o que todos sabiam havia muito tempo.

Eles tinham se conhecido em uma festa em Nice, alguns anos antes, meses depois da partida de Maya. Brigitte era a filha única de um representante de vinhos que vivia viajando. Sua mulher e a menina tinham passado a maior parte da vida esperando-o. Abandonada pelo marido, a mãe acabou pedindo o divórcio e se mudou com a filha para a casa de uma de suas irmãs, que morava em um pequeno apartamento ao norte da cidade. Absorvida pelo trabalho de secretária e pela vida pessoal em frangalhos, ela acabou dando a Brigitte, que mal tinha entrado na adolescência, muita liberdade, considerando que no grupo de amigos da filha havia um primo em quem depositava total confiança. Eram jovens das classes populares dos bairros afastados da cidade, a anos-luz dos cartões-postais da Côte d'Azur. Ficavam com suas jaquetas pretas e suas motos nos bairros de Madeleine, Pasteur e Las Planas. Longe das palmeiras, do fausto da orla da praia e das mansões dos morros, gastavam seus jeans em praças desertas, em terrenos baldios transformados em estacionamento de supermercados, debaixo dos viadutos. Garotos e algumas garotas que viviam de bicos, do seguro-desemprego e de tramoias. Tendo passado a infância sozinha, esperando um pai que nunca voltou, Brigitte se agarrou a eles como se gruda ao condutor de uma moto, rezando para que ele nos leve para longe.

Depois que se conheceram, Désiré passou a encontrá-la com frequência em festas nos morros, ou à tarde no fundo dos bares de sempre. Depois de alguns meses, Brigitte se mudou para o vilarejo. Rapidamente encontrou uma ocupação como auxiliar de enfermagem na casa de repouso. Embora quase não houvesse mais trabalho no vale, esse serviço bastante penoso gerava muitas desistências, por isso era possível ser contratado de um dia para o outro sem ter nenhuma qualificação. Para distingui-la das secretárias e enfermeiras, essa categoria de trabalhadores era chamada de "lava-cu".

Nos trinta rolos de filme da coleção do meu pai, Désiré e Brigitte só aparecem uma outra vez. Em um super-8 cuja identificação se apagou com o tempo. Do roseiral do mosteiro, no morro de Cimiez, tem-se uma vista panorâmica da cidade de Nice. O céu está cinza e baixo. Reconheço ali a família do meu pai, feliz. Jean-Philippe, o mais novo dos meus tios, dá uma risada como se tivessem acabado de contar uma boa piada. Carros velhos estão estacionados na entrada do jardim. Brigitte desce de um deles, em um vestidinho de noiva branco. Désiré, ao lado da minha avó, espera por ela do outro lado do jardim, com terno vinho e gravata-borboleta. Eles não estão magros nem doidões. Ainda não perderam os dentes. Não somem num canto da imagem. Ainda estão bem integrados entre os vivos. Parecem felizes. Mesmo que tímida, havia alegria.

Quando a imagem do filme desaparece de súbito da parede do meu quarto, entendo que eles podiam ter tido uma vida fora da droga. Uma vida em que teriam sido felizes. Uma vida em que eu poderia tê-los conhecido. Uma vida simples que sem dúvida não mereceria ser relatada, mas uma vida completa. Se fosse para recomeçar, seria preciso voltar àquele dia. Agora, para trazer essas pessoas de volta à vida, só mesmo assistindo a esses super-8 desordenados do meu pai.

# Kinshasa

Em 1983, apesar dos progressos consideráveis realizados em laboratórios de Paris a Washington, a opinião pública ainda acredita que a aids só afeta três categorias ditas "de risco": os homossexuais, os heroinômanos e os hemofílicos. Contudo, o *MMWR* já tinha registrado casos de mulheres heterossexuais com aids em 12 de maio de 1982. Um quarto grupo apresenta, de maneira inexplicável, grande proporção de doentes: os haitianos.

Por muito tempo, o interesse dos pesquisadores, assim como o rechaço da sociedade, vai se concentrar nos "quatro H". A suspeita que recai sobre eles é grande. Essa situação é insuportável para os médicos engajados, como Willy Rozenbaum. Com a energia que o move há mais de dois anos, ele continua a comunicar e desenvolver os conhecimentos sobre a aids. É uma condição fundamental para lutar contra os preconceitos que moldam a opinião.

No Pasteur, os trabalhos para determinar a relação entre o LAV e a aids continuam. Para provar que o vírus não atinge apenas as populações dos "quatro H", é preciso identificá-lo em pessoas que pertencem a outras categorias. Em meados de setembro de 1983, Rozenbaum mostra ao professor Montagnier o caso de uma paciente terminal. A jovem apresenta todos os sinais avançados da infecção. Não se encaixa, porém, em nenhuma das categorias nas quais se costuma detectá-los: vem do Zaire e é heterossexual. Nunca consumiu heroína e nunca fez transfusão. No entanto, Rozenbaum tem certeza de que ela está morrendo de aids. Em dois anos, ele já cuidou de doentes o suficiente para saber identificar os sintomas típicos da doença.

Com o aval da paciente, ele coleta o sangue dela para mandar ao Instituto Pasteur. Luc Montagnier coloca as células em meio de cultura antes de distribuir as amostras pelo laboratório de Jean-Claude Chermann e Françoise Barré-Sinoussi. A equipe deles vai procurar em seus tubos de ensaio o vírus descoberto alguns meses antes. Esse método de trabalho é cada vez mais eficaz. Os resultados saem rápido. Antes do fim de setembro, o telefone de Rozenbaum toca no Pitié-Salpêtrière: Montagnier é categórico, aquela jovem está mesmo com aids.

Os dois homens não se surpreendem, mas a notícia é crucial por dois motivos. Primeiro, porque agora existe uma prova concreta de que o vírus é transmissível entre casais heterossexuais. Depois, porque essa mulher tinha acabado de chegar de Kinshasa. Como muitos dos pacientes identificados ao redor do mundo, ela tinha passado pela África. A doença pode afetar qualquer pessoa, mas, acima de tudo, parece estar muito presente em enormes centros que começam a ser identificados: as cidades grandes do continente africano.

Willy Rozenbaum não terá oportunidade de comunicar os resultados a sua paciente, que morre dois dias após a coleta de sangue.

Para os pesquisadores, uma ameaça vai se descortinando cada vez mais: a de uma pandemia.

# O café

Era domingo. Só podia ser domingo. Nenhum outro dia da semana teria permitido aquilo. Meus pais tinham convidado os meus avós paternos para um café em casa. Eles queriam estar tranquilos, longe das obrigações do açougue.

Desde sempre meu pai seguiu o modelo familiar. Abandonara a escola antes da idade permitida para se dedicar ao negócio que trazia o nome dele. Apesar dos convites da concorrência, que conhecia sua seriedade, suas competências e sua dedicação ao trabalho, ele continuava lá, fiel. Um dia, abriram um supermercado na periferia do vilarejo. Ele se candidatou para tocar a parte do açougue. Passou nas entrevistas e pacientemente concluiu o curso de capacitação. Na manhã da inauguração, deixou todo mundo esperando. Como havia planejado. Voltou a trabalhar com os pais. Os outros comerciantes do vilarejo vociferavam que estavam sendo assassinados, que sua clientela estava sendo roubada. Mas ele não se deixou abater e revidou. Largou o supermercado com uma câmara fria cheia de carne e sem açougueiro. Teria feito qualquer coisa pelo açougue dos pais.

E eis que, pela primeira vez, em uma única frase, ele abriria uma fenda no mundo deles. O que tinham construído ao longo de décadas, um negócio próspero, uma família trabalhadora, filhos bem-educados... tudo isso seria bruscamente destruído em poucas palavras. E cabia a ele dizê-las. Como se as coisas estivessem escritas assim. Uma frase curta e simples, porém a mais difícil que já teve de dizer. Sem dúvida minha mãe se ofereceu para falar no lugar do meu pai. Ele recusou. Queria manter a dignidade, assumir até o fim.

Meus avós sentaram no sofá. Minha mãe serviu o café na mesinha de centro. Depois de algumas considerações sobre a cor do céu, o esmero e as estampas da tapeçaria, meu pai se lançou, não tanto por coragem, mas por não ter nada mais a dizer que pudesse adiar o momento. Na noite anterior, ele constatara mais uma vez que faltava dinheiro no caixa. Recontou várias vezes, verificou as notas, a conta não fechava. Agora sabia por que aquele dinheiro estava sumindo. Este era o assunto da conversa. Respirou fundo antes de continuar. Era Désiré. Era ele que, na pausa do meio-dia, vinha furtar o caixa.

Minha avó não podia acreditar. "Désiré? Désiré vinha à loja entre meio-dia e duas para roubar os pais? Coitado, pare de inventar história! Assim como você, sempre que ele precisou de alguma coisa, nós demos!" Minha avó não podia acreditar numa coisa daquelas. Por que seu filho mais velho, que tinha conseguido um diploma que o permitia ter um bom trabalho, precisaria de tanto dinheiro? Não fazia nenhum sentido.

Meu pai continuou como uma barragem que cede. Porque ele se drogava. Porque ele se picava, como a maior parte dos amigos. Porque a heroína era caríssima, porque ele precisava dela com uma frequência cada vez maior, porque agora que ele era dependente com certeza vendiam para ele a um valor muito maior. Minha mãe acrescentou que Brigitte tinha lhe roubado algumas joias de pouco valor, coisas que herdara de sua avó, uma noite em que foram jantar em casa.

Meu avô ficou triste e em silêncio, enquanto minha avó teve um daqueles seus ataques de fúria grotescos. Era possível escutá-la em todos os cantos do vilarejo. "Ela nos chamou de mentirosos, de tanto que não queria acreditar que o filho se picava", minha mãe me contou um dia. Invejosos. Meu pai e minha mãe só podiam estar com inveja de Désiré e Brigitte. Com inveja do êxito, inveja do trabalho deles, do carro, da situação deles. Minha avó mandou meu avô se levantar e eles foram embora. Louise não se acalmou durante todo o trajeto.

Hoje eu entendo que aquelas notas roubadas do caixa do açougue eram muito mais do que dinheiro. Eram anos de aprendizado, de trabalho, milhares de noites breves demais, acordando antes do amanhecer, férias adiadas. Aquele dinheiro era também do meu pai. Désiré roubava não só do pai e da mãe, mas também do irmão. Ao denunciá-lo, o caçula, a criança que ainda o habitava, esperava o apoio dos pais. Esperava deles um sinal. A prova de que não trabalhava à toa, qualquer coisa que reconhecesse a pessoa que ele era. Aquele dinheiro era sua devoção, o amor que um filho nutria pelo pai e pela mãe. Aquele filho que poderia tê-los decepcionado se tivesse aceitado trabalhar para um concorrente, aquele que se manteve fiel. E eis que eles o desacreditavam na frente da própria esposa para preservar a imagem que ainda tinham do filho mais velho.

Meus pais não ficaram particularmente decepcionados. Não esperavam algo muito diferente dessa conversa. Meu pai fizera o que considerava ser seu dever de filho e irmão. A negação dos meus avós um dia teria de enfrentar a realidade. O castelo de cartas que eles tinham construído não se sustentaria diante das fofocas do vilarejo. Aquela reputação adquirida com tanto esforço ruiria com as primeiras buscas dos policiais. O silêncio logo se quebraria com a sirene escandalosa dos bombeiros vindo salvar Désiré de sua primeira overdose.

# Robert Gallo

Apesar das advertências dos pesquisadores do Instituto Pasteur, o professor americano Robert Gallo se nega a considerar que o vírus responsável pela aids seja de fato diferente do HTLV, o primeiro retrovírus humano que ele mesmo descobriu em 1981. Seu prestígio internacional repousa essencialmente nesse trabalho.

Ao contrário dos membros da pequena equipe pluridisciplinar do instituto francês, Gallo é uma estrela na sua área. Ele trabalha com uma estrutura muito mais poderosa do que a dos colegas parisienses, no National Institute of Health, localizado na região norte de Washington. Em seu escritório, no último andar do edifício número 37, continua convencido de que os pesquisadores do Pasteur contaminaram acidentalmente as amostras com manipulações incorretas. A descoberta de um novo vírus em Paris o pegou desprevenido. Ele pretende corrigir essa situação.

Trabalhando em colaboração com os franceses, Gallo recebe de Jacques Leibowitch, em exercício no hospital de Garches, amostras de células doentes. Elas provêm de um paciente contaminado por uma transfusão de sangue realizada após um acidente de moto no Haiti. Robert Gallo começa a pesquisar essas células. Está em busca de seu vírus, e acaba por encontrá-lo. Ele é categórico ao dizer que o vírus que provoca a aids é o HTLV. Várias revistas, inclusive a *Science*, oferecem-lhe espaço em suas páginas, nas quais ele declara ter isolado o retrovírus HTLV no sangue dos doentes, questionando assim a descoberta francesa.

O que Robert Gallo ainda ignora é que o paciente no qual ele baseia todas as afirmações fora duplamente infectado: pelo HTLV, sim, muito comum no Haiti, mas também pelo vírus da aids. Essa infeliz coincidência leva o cientista a uma cilada e, com ele, boa parte da comunidade internacional, que confiava mais nos trabalhos de um grande pesquisador norte-americano do que nos de um pequeno grupo de franceses desconhecidos.

# No sigilo

Uma vez digerida a notícia, sem, contudo, admitir a meu pai, minha avó decidiu consultar o velho médico do vilarejo. Em uma comunidade na qual todo mundo se conhecia, esse passo era particularmente difícil. O consultório ficava no térreo de um prédio antigo, numa rua estreita e escura que fedia a xixi de gato. No fundo de um corredor mal iluminado por luzes amarelas, todos aguardavam pacientemente a sua vez em uma pequena sala de espera, em meio a suspiros e cochichos. Depois de folhear as revistas abandonadas na mesa de centro, os olhares se perdiam em duas imagens penduradas na parede: um cartaz de prevenção do tabagismo e a reprodução de uma pintura da Idade Média. Ela representava uma jovem despida, envolta em um lençol que lhe escondia apenas o sexo e os seios, e cercada por dois médicos vestidos de preto com chapéus pontiagudos, cada um segurando uma seringa enorme, tão grande que durante toda a minha infância eu fiquei na dúvida se tinha de levar aquele quadro a sério.

No sigilo da consulta, sob um crucifixo de madeira, o doutor falou como se fosse um relatório parlamentar ruim. Acusou intelectuais, imprensa, livros e discos que se mostravam complacentes demais com as drogas, cujo uso era enaltecido. O discurso deles fazia mais estragos nas pessoas do interior, que muitas vezes não tinham confiança suficiente em si para resistir. O velho criticou as amizades com pessoas da cidade grande, uma sociedade que não estabelecia limites, a liberdade excessiva com que as crianças eram criadas e que as expunha a angústias profundas, levando-as a se sentirem culpadas.

Em seguida, explicou a Louise que a heroína tinha se espalhado entre os jovens do litoral e pouco a pouco entre os do vale. Os serviços de toxicologia dos hospitais de Nice estavam sobrecarregados. Então, a maior parte dos drogados era encaminhada ao Sainte-Marie, o hospital psiquiátrico. Era o único lugar onde podiam conter as crises de abstinência, com muita camisa de força e calmante. Mas os tratamentos de reabilitação não eram suficientes. Houvera iniciativas na região para remediar o problema. Um juiz de instrução de Nice, Michel Zavaro, cansado de encontrar todas as segundas-feiras de manhã os mesmos toxicômanos na sua sala de audiências por causa de roubos de bolsas e rádios de carro, criara um centro especializado em um vilarejo do vale inferior, onde os recém-saídos da reabilitação podiam ter condições de uma vida regular, com atividades. Apesar de alguns casos bem-sucedidos, as fugas e recaídas da maioria dos residentes acabaram esgotando a equipe do centro. Depois de quatro ou cinco anos, o projeto foi abandonado. A dependência da heroína era forte demais.

Ao acompanhá-la até a porta do consultório, na saída, o médico lhe contou que durante a guerra da Indochina ele pôde observar os estragos causados pelo ópio. Os opiáceos eram de longe as substâncias mais viciantes que já tinha visto. Seria longo, caro e difícil. Era preciso aguentar firme e proteger meu tio das más companhias. Louise pediu que ele inscrevesse o filho dela na lista de espera para um tratamento de desintoxicação. Mas ainda era preciso que Désiré aceitasse.

# Cruzada

De nada importa o fato de os franceses terem avançado em pontos decisivos nas pesquisas sobre o novo vírus, se no fim das contas o trabalho deles não era reconhecido pela comunidade científica internacional. Luc Montagnier, Françoise Barré-Sinoussi, Jean-Claude Chermann e Françoise Brun-Vézinet vão de um congresso a outro apresentando seus resultados e provando que, sim, o agente responsável pela aids é o LAV, o vírus que eles isolaram no Pasteur. Mas os quatro são muito mais habilidosos para manipular o material em laboratório do que para convencer multidões. Ainda mais porque eles carecem, e muito, da reputação e da eloquência de Robert Gallo, que continua defendendo a hipótese do HTLV.

Em julho de 1983, Robert Gallo recebe Luc Montagnier nos Estados Unidos. Em um pequeno *cooler*, o francês lhe entrega um tubo contendo o vírus francês, para que ele possa estudá-lo. Encantador, o norte-americano vai ele mesmo buscar o colega no aeroporto e o leva para sua casa. Montagnier é acolhido afetuosamente. É domingo e ninguém pretende começar a trabalhar na amostra parisiense antes da segunda-feira. O vírus vai então para a geladeira de Gallo, para grande desespero de sua esposa.

Vários meses se passam, os encontros e as trocas de informação continuam, sem resultado. Gallo e sua equipe consideram que o LAV é apenas um primo do HTLV. Eles se repetem, dos seminários aos artigos e dos artigos aos congressos. Recusam-se a reconhecer o LAV como agente patógeno da aids e impõem seu ponto de vista a toda a comunidade científica. Na França, há resignação. Todos sabem que vai ser preciso trabalhar, progredir e acumular provas para convencer.

Em Paris, por iniciativa de Willy Rozenbaum, Luc Montagnier encontra David Klatzmann e Jean-Claude Gluckman. Um é imunologista; o outro, epidemiologista. Eles tinham ajudado Rozenbaum no caso do comissário de bordo que se consultara no Claude-Bernard numa manhã de 1981. Juntos, tinham tentado entender de onde vinha a deficiência imunológica do jovem. Depois, os dois haviam participado das primeiras reuniões do grupo de trabalho sobre a aids iniciado por Rozenbaum.

O objetivo agora é provar formalmente a responsabilidade do LAV na doença. É preciso entender como o retrovírus ataca o sistema imunológico. Se o LAV for associado à aids, não haverá mais possibilidade de dúvida. Jean-Claude Gluckman e David Klatzmann vão então se juntar à equipe do Instituto Pasteur para pôr mãos à obra.

Do outro lado do Atlântico, Robert Gallo continua atuando como bom jogador. Para convencer os colegas parisienses de sua boa-fé, com frequência os convida para apresentar os trabalhos junto com ele, nos congressos.

Assim, em 14 de setembro de 1983, Luc Montagnier é convidado para uma exposição no prestigioso congresso de Cold

Spring Harbor, a algumas dezenas de quilômetros de Nova York. O pasteuriano expõe seus resultados em uma apresentação de vinte minutos. A ideia de que o vírus descoberto pelos franceses era provavelmente apenas o resultado de uma contaminação de laboratório se impõe entre os pesquisadores norte-americanos. Como era de esperar, o discurso não suscita na plateia nada além de uma indiferença cética. Em um inglês macarrônico, com recursos visuais inapropriados e as consequências de um fuso horário pouco favorável, Luc Montagnier pena para fazer valer a descoberta francesa diante de um erro norte-americano para o qual estendem o tapete vermelho.

Contudo, no mesmo dia do congresso, o Instituto Pasteur registra uma patente para proteger e homologar seu primeiro teste de diagnóstico, resultado de pesquisas realizadas em paralelo com anticorpos de pacientes contaminados. A batalha franco-americana de patentes, que se origina numa mistura ambígua de cooperação e competição, está apenas começando.

# À direita do Pai

A raiva da minha avó foi diminuindo aos poucos. Meu avô chegara a encontrar o filho adormecido na rua, com uma seringa enfiada no braço. Difícil continuar negando o óbvio. O choque foi tão violento para os dois que durante muito tempo eles evitaram o assunto. Mesmo assim, todos sabiam. Então, como se a discussão por causa de Désiré nunca tivesse acontecido, e porque o trabalho no açougue assim exigia, eles rapidamente retomaram as relações com os meus pais.

Louise precisou de semanas, talvez meses, para reconhecer a situação. Depois de ter conversado sobre o assunto com o médico do vilarejo, imagino que ela tenha acabado aceitando, ao menos no foro íntimo. Mas, no campo das aparências, nada de concessões. Minha avó tinha fugido da guerra e da Itália com a família, aos doze anos. Passara a vida inteira se esquivando do desprezo de uma sociedade que por muito tempo a considerara estrangeira. Empenhara-se para que a família do marido, que não aprovava aquela união, esquecesse suas origens italianas. Quase perdera o idioma materno. Não podia deixar que tudo isso fosse por água abaixo. Depois de tanto esforço, de tantos anos, era impossível enfrentar a toxicomania de seu filho. O orgulho da família, Désiré. O único filho que tinha estudado em Nice, que tinha conseguido um excelente trabalho no cartório.

Por causa de algumas indiscrições fortuitas de certos clientes, ela acabava escutando histórias de outros jovens da região acometidos pela mesma droga. Encontravam com frequência o filho de um empresário, ou a filha de um representante do conselho municipal, adormecido no meio da rua ou na escuridão de um apartamento. Os bombeiros voluntários da pequena caserna do vilarejo eram cada vez mais solicitados para socorrer aqueles meninos que conheciam bem. Tinham de descer com eles às pressas para Nice, deixando o vilarejo sem socorro por longas horas.

Minha avó estava desamparada. Sua ira era inútil. Nas discussões privadas, ela pedia ao filho que parasse com a droga. Désiré prometia dez vezes, cem vezes e até mais. Isso bastava. Ela queria acreditar nele. Os braços que o filho lhe mostrava não podiam mentir. As feridas cicatrizavam. Tudo aquilo já não passava de uma lembrança ruim.

Porém, numa manhã de domingo, o açougue cheio de gente, o telefone tocou. Era a mãe de um amigo de Désiré. Ela chorava e repetia o que o filho dela acabava de lhe confessar. Apesar das promessas, ele ainda se drogava, e o fazia com Désiré. Eles injetavam a heroína entre os dedos dos pés ou em partes da perna.

Refugiada em seu esconderijo, a ira da minha avó veio mais uma vez à tona. As acusações feitas por aquela mulher a fizeram retroceder trinta anos no tempo, ela voltou a ser a jovem imigrante para quem olhavam torto, a jovem que devia abaixar a vista diante das pessoas importantes, a jovem que tinha vergonha. Toda vez que sentia a mínima sensação que a lembrasse da juventude, Louise desabava. Seus gritos eram ouvidos longe do açougue. Seu primogênito não se drogava, aliás, nunca tinha se drogado. E, se o filho daquela mulher era um delinquente, um malcriado, não significava, de forma alguma, que Désiré também era. Meu avô e meu pai, constrangidos, tentavam fingir que nada estava acontecendo, e continuavam a servir uma clientela atônita. Antes que batessem o telefone em sua cara, a interlocutora teve tempo de acrescentar que ela obrigara o filho a fazer uma bateria de exames algumas semanas antes. Os resultados tinham acabado de chegar: ele tinha contraído o vírus da aids. Como ele compartilhava frequentemente a seringa com os amigos, Désiré precisava ver um médico. Era muito importante.

Minha avó logo voltou ao trabalho. Ela tomou os clientes por testemunhas: "Acreditam nisso? Não é porque os filhos deles se drogam que todos se drogam!". De novo, com a negação, perdeu-se um tempo precioso.

Os dias foram se sucedendo e Louise passou a aceitar o fato de que Désiré não tinha conseguido parar com a droga tão facilmente quanto dizia. Porém, foi preciso esperar que a raiva dela se aplacasse completamente para que meus pais ousassem abordar de novo o tema. Com certeza eles deixaram que minha avó trouxesse o assunto. Ela só conseguia falar sobre aquilo limitando a participação do filho nas histórias sórdidas. Com certeza, ela pensou muito até tomar a decisão.

Uma noite, depois de fechar o açougue, enquanto dobrava o avental, quando minha mãe tinha acabado de chegar e meu pai estava abaixando as portas, ela suspirou: "Aids. Ainda mais essa? Claro que Désiré e Brigitte devem fazer besteira com aquela gente, mas mesmo assim como teriam pegado isso?".

Meus pais tinham ouvido falar no jornal da TV. Era a primavera de 1983, sabia-se muito pouco. Em todo caso, era uma doença grave, inclusive mortal, pelo menos até o momento. Tinha surgido nos Estados Unidos e na França. Atingia sobretudo homossexuais, em alguns casos heroinômanos. Era transmitida pelo sangue. Se ele compartilhava seringa com o amigo, então talvez houvesse mesmo um risco. Désiré tinha de consultar especialistas no litoral e convencer Brigitte a fazer o mesmo.

Minha avó ainda encarnava a autoridade da família, mas o que estava acontecendo a nublava com tal violência que ela não sabia mais como reagir. Passava por longas fases de negação, seguidas por breves momentos de lucidez, os quais era preciso aproveitar para que as coisas avançassem antes que fossem bloqueadas de novo por semanas.

Incapaz de operar de outra forma, Louise só conseguia falar da situação recorrendo a eufemismos incompreensíveis, banalidades que negavam a realidade cruel, violenta, implacável... Na boca da minha avó, a toxicomania se tornava "besteira", os tratamentos de desintoxicação, "descanso", a aids era "uma doença", e, mais tarde, seu filho morto, "uma estrela que subiu ao céu". Como se um heroinômano pudesse terminar à direita do Pai.

# Fracasso

Em 23 de setembro de 1983, a equipe francesa do Instituto Pasteur envia uma cepa do vírus LAV ao dr. Mikulas Popovic, o primeiro colaborador de Robert Gallo. Enquanto o norte-americano continua afirmando para todo mundo que o responsável pela aids é um vírus do tipo HTLV, Popovic estuda o vírus isolado pela equipe de Montagnier em Paris.

Em 6 de outubro, ele entra no escritório do colega para anunciar-lhe os resultados das pesquisas. Está convicto. O vírus do Instituto Pasteur é diferente. Não pertence à família dos HTLV. Pior ainda, parece ser esse o vírus que encontram sistematicamente nos doentes, e não o HTLV. O que aconteceu foi que as primeiras amostras sobre as quais Robert Gallo e a equipe construíram sua hipótese estavam duplamente contaminadas, tanto pelo HTLV como pelo LAV. A Popovic não restam dúvidas: o HTLV não é o agente patógeno da aids. Os franceses não estavam errados. Eles não confundiram o vírus de Gallo com outro, mas descobriram um novo vírus. É uma derrota e tanto para o pesquisador norte-americano.

Insistente, Robert Gallo não muda de estratégia. Em vez de admitir que não se trata de um vírus da família dos HTLV, decide nomear de HTLV-3 o vírus que ele próprio descobriu nas amostras francesas. Ao rebatizá-lo, a fim de confundir, ele espera não perder a vantagem.

Em 24 de abril de 1984, durante uma conferência de imprensa, Margaret Heckler, ministra da Saúde dos Estados Unidos, anuncia que as equipes norte-americanas do professor Gallo identificaram formalmente o vírus responsável pela aids: um retrovírus chamado HTLV-3.

Em 4 de maio, a *Science* publica artigos em que Gallo apresenta seu HTLV-3. Eles são acompanhados de várias fotografias, entre as quais está uma do vírus LAV tirada nos microscópios do Instituto Pasteur em 1983. Uma confusão total.

Vários cientistas pelo mundo reconhecem a pesquisa francesa nos resultados que Gallo atribui a si mesmo. Começa uma longa polêmica. Diante da evidência, o norte-americano acaba alegando um erro de manipulação. Considerando as questões econômicas que pesam sobre os primeiros testes para diagnóstico, muitos custam a acreditar nele. Os apontamentos de Mikulas Popovic, publicados posteriormente, deixarão poucas dúvidas a esse respeito.

# A nova peste

O professor Dellamonica não esqueceria tão cedo das marcas azuis na pele e nas mucosas, das bocas cuspindo uma espuma rosa de sangue e dos cadáveres empilhados às pressas nos fundos de uma unidade de terapia intensiva lotada. Antes mesmo de se formar, foi no pronto-socorro do hospital Édouard-Herriot, em Lyon, que ele tivera de enfrentar a primeira provação médica. A gripe de Hong Kong, que no inverno de 1969 chegara da Ásia de forma repentina, tinha colapsado vários serviços hospitalares franceses antes de desaparecer tão rapidamente quanto surgira. Um batismo de fogo que o marcara para sempre. O infectologista guardaria para o resto de sua carreira uma grande humildade diante dos vírus. Ao terminar os estudos, fora morar em Nice, onde agora dirigia o departamento de doenças infecciosas do hospital Archet. Por ocasião das primeiras descobertas francesas e norte-americanas com relação à aids, ele se lançou, como os colegas parisienses, em uma caça aos fantasmas. Consultou os parceiros e reexaminou os documentos esquecidos nas unidades de pneumologia e dermatologia. Identificou vários pacientes mortos de infecções suspeitas. Seu interesse por aquela síndrome, que atingia somente homossexuais e drogados, também o obrigou a enfrentar o olhar desdenhoso dos colegas. Continuou, porém, as pesquisas, convencido de que cumpria seu dever.

A menos de uma hora de estrada do vilarejo, já não éramos mais ninguém. Nosso nome não evocava nada e o nome do vilarejo lembrava só um povoado distante e atrasado. Para ir a Nice sempre nos esforçávamos no quesito vestimenta. Nunca íamos sem ter passado as roupas com esmero, escolhido os sapatos envernizados e arrumado o penteado. Esforços vãos. Nosso jeito de andar, nossas maneiras, nosso vocabulário e nossas expressões, tudo acabava nos traindo. Quando meus avós levaram o filho mais velho ao hospital, imagino que não tenha sido diferente. Caipiras com roupas de domingo que aguardam ansiosamente para ter com o médico, essa é a imagem que deviam passar. Caipiras que esperam cochichando, sentados no corredor muito obedientes, em frente ao consultório de um infectologista renomado.

Diante dele, quando questionados sobre a razão da vinda, quem respondeu foi minha avó. Ela foi obrigada, finalmente, a falar. Longe do vilarejo, derrubou todos os muros que construíra ao redor da existência dela e do marido para protegê-los dessa realidade que a aterrorizava. As palavras "droga", "heroína" e "seringa" não suscitaram no interlocutor nenhuma reação de desaprovação. Nem mesmo um franzir de sobrancelha. Naqueles olhos azuis, que absorviam a história deles sem julgamento, Louise abandonou o papel que estava acostumada a assumir. Durante os intermináveis minutos do relato, o olhar do meu avô se perdia pela janela, entre o mar e os morros. Quando ela terminou, Dellamonica virou-se para Désiré e pediu que ele confirmasse a descrição que a mãe dele tinha acabado de fazer. Meu tio assentiu. Louise então lhe entregou uma carta do médico da família dirigida ao colega. Ela confirmava tudo o que acabara de ser confessado naquele consultório. O infectologista a varreu com os olhos antes de expor rapidamente o que se sabia da doença.

Se um dos amigos dele estivesse contaminado com o vírus e eles tivessem trocado seringas, então, sim, era possível que o próprio Désiré estivesse infectado. Por ora, ainda era difícil saber a proporção de pessoas infectadas que desenvolveria a doença. Ainda era possível esperar que alguns entre eles permanecessem "portadores saudáveis". O infectologista convidou meu tio a acompanhá-lo até um quartinho nos fundos do consultório. Depois de ter escutado a respiração, examinado as paredes da boca e a pele dele, apalpou seu corpo em busca de linfonodos. Silencioso, ele tomava notas durante o exame. Para terminar, solicitou um exame de sangue e marcou um retorno para o mês seguinte. Logo depois, despediu-se cerimoniosamente do meu avô e da minha avó, exaustos pelas confissões.

Pierre Dellamonica não recebia apoio do próprio hospital. O chefe do departamento de virologia tinha se recusado a analisar as amostras de sangue dos primeiros pacientes potencialmente infectados. Alegava, com todo orgulho, não trabalhar "para gays e drogados". O infectologista teve de fazer várias viagens a Paris para confiar suas amostras a Françoise Brun-Vézinet no hospital Claude-Bernard. Ela realizava as análises em seu laboratório e ligava para Dellamonica nas semanas seguintes para lhe comunicar os resultados.

Alguns andares abaixo, a sala de espera da ala de coleta de sangue estava deserta. Enquanto meus avós reclamavam em voz baixa, Désiré notou que, atrás do vidro do guichê, as enfermeiras passavam a requisição dele de mão em mão, até que acabaram abandonando o documento sobre uma pilha e desapareceram. Só depois de uma hora uma nova enfermeira apareceu. Parecia particularmente jovem. Decerto não tinha a confiança das colegas para se recusar a fazer uma coleta de sangue. Quando pegou a folha, lançou através do vidro um olhar triste para o meu tio. Désiré pensou que ela também largaria o pedido, mas ela o chamou. Depois de perguntar se ele tinha esperado muito, fingindo que não estava vendo todas as cicatrizes em seu braço, coletou um pouco de sangue. Tentava sorrir, mas meu tio sentia o quanto ela se esforçava para manter o máximo de distância entre seus corpos. Como quase sempre ele despertava simpatia nas pessoas que encontrava, era a primeira vez que olhavam para ele com tanta desconfiança. Alguns minutos depois ele estava se acomodando no banco de trás do carro dos pais para voltar ao vilarejo.

Depois de várias semanas os resultados dos exames deram seu veredito: Désiré era soropositivo. Brigitte também, assim como a maioria dos amigos do vale, ao menos aqueles que tinham aceitado fazer o exame. Eles engrossavam números que revelavam uma constatação cada vez mais alarmante. Segundo estimativas das autoridades sanitárias, a região de Provence-Alpes-Côte d'Azur era uma das mais atingidas do Hexágono, superando até mesmo a Île-de-France quanto às contaminações por uso de droga. No interior de Nice eram raros os vilarejos poupados. A heroína tinha seduzido a juventude daquela área, arrastando o vírus com ela.

Minha avó e meu tio ficaram sabendo da soropositividade pelo médico da família. Ela foi confirmada na segunda consulta com o professor Dellamonica. Desde que começara a tentar largar a heroína, Désiré estava muito deprimido, e não fazia mais nada além de suspirar. Sua mãe quis saber mais. O infectologista disse que a presença do vírus LAV tinha sido identificada nos exames do filho, mas que não podiam afirmar que ele tinha aids propriamente dita. Apenas quando o vírus começasse a atacar as defesas imunológicas é que falariam em aids. Ao chegar nesse estágio, então, o filho dela ficaria doente. Quando minha avó lhe perguntou quanto tempo poderia levar esse processo, o médico só conseguiu ser evasivo. Alguns meses, alguns anos, talvez nunca. Era impossível saber.

Assim que cruzou a porta do hospital, minha avó voltou a cair em seu silêncio, deixando cada um da família com as próprias perguntas. Essa doença tinha cura? Como era a contaminação? Minha mãe lia os raros artigos que encontrava. No vilarejo, entre o *Nice-Matin* e as poucas revistas vendidas na banca, era muito difícil se informar sobre o novo vírus.


Na edição do dia 15 de julho de 1983, a *Paris-Match* trazia na capa uma matéria intitulada "A nova peste". O artigo era brevíssimo. Entre as páginas dedicadas aos filhos de Joe Dassin e às férias de Sophie Marceau, a revista mostrava a agonia de Kenny Ramsauer, um jovem empresário norte-americano, até então desconhecido na França, que decidira expor sua doença até o fim. Em uma página dupla, dois retratos, tirados com poucos meses de diferença, mostravam os estragos que a doença fazia no corpo. Falavam da ascensão e da queda de um jovem. Belo e sedutor à esquerda, desfigurado e irreconhecível à direita. Seu rosto inchado personificava a tragédia que estava em curso do outro lado do Atlântico. Jim, companheiro de Kenny, relatou o aparecimento dos sintomas, a exclusão progressiva, a família e os amigos que se afastam, o sofrimento, e as humilhações da comunidade médica. "O peso das palavras, o choque das fotos", o semanário ia direto ao ponto e concluía a matéria com um breve resumo da situação na França: a consulta de um jovem comissário de bordo no hospital Claude-Bernard dois anos antes, os trabalhos de Jacques Leibowitch no hospital de Garches que permitiram seguir a pista do vírus.

Para minha mãe, foi um tapa na cara. Ela ficou sabendo que 59 casos haviam sido identificados na França, praticamente todos de homossexuais. A questão dos heroinômanos mal foi abordada. Ela folheou várias vezes a revista, releu o artigo em busca de esperança, indícios de um tratamento terapêutico possível, em vão. Não mencionavam nenhuma alternativa. Soprou a fumaça do cigarro pela janela da cozinha. Para espairecer, entregou-se às páginas de fofoca da revista.

Minha avó, por sua vez, se apegava às consultas que conseguia marcar para o filho com os médicos do hospital Archet. Estes últimos, normalmente tão doutos, ficavam taciturnos. Mais do que tratar, eles observavam. Comunicavam por silêncios ou suspiros. Parar com a droga em definitivo, essa era a única recomendação. Admitiam a insuficiência de seus conhecimentos sobre a doença e aguardavam novas informações de Paris ou dos Estados Unidos. Não conseguiam ir além de um diagnóstico que mais parecia uma sentença de morte, e no momento suas prescrições se limitavam a alguns conselhos sobre a vida cotidiana: lavar os talheres de Désiré separadamente e com cloro, evitar objetos cortantes, não encontrar pessoas que estejam doentes, mesmo que não fossem doenças graves. Em caso de feridas, evitar encostar no sangue de Désiré sem luvas de borracha, e em seguida limpar tudo com cloro.

O cheiro do cloro. É a única lembrança olfativa que me resta da casa dos meus avós. O cheiro do desespero de Louise trazendo o filho de volta do hospital, como quem traz a primeira pessoa com peste naquele vilarejo, desde o fim da Idade Média. Mesmo em um hospital daquele tamanho, mesmo em uma cidade grande, ninguém podia fazer nada por Désiré. A fase assintomática da doença se tornou, dessa forma, a melhor aliada da minha avó. Ela oferecia uma trégua que ainda tornava possíveis todas as negações. O aparecimento da doença nos amigos do filho não bastaria para convencê-la a aceitar uma realidade que se tornara coletiva. Pelo contrário, ela extraía disso cada vez mais argumentos para diferenciá-lo daquela juventude perdida. As pessoas que ousassem dizer a verdade quase sempre se deparavam com os ataques de fúria dela, tão violentos que acabavam com qualquer tentativa de conversa. No vilarejo, seu filho não se drogava, não estava doente. Estava só um pouco cansado.

Foi mais ou menos nesse período que meu avô desapareceu. Émile não morreu, nem fugiu, mas desapareceu em algum lugar dos seus pensamentos. Enquanto a toxicomania de Désiré se evidenciava aos olhos de todos, ele se dedicava ao trabalho com esforço redobrado, sem dúvida a última coisa sobre a qual tinha um pouco de controle. Louise se ausentava com frequência para acompanhar o filho nas consultas médicas. Era preciso compensar a ausência dela no açougue.

Enredado em seu silêncio, ele não tinha mais forças que a esposa para enfrentar a situação. Todas as tardes, saía para fazer suas rondas, deixando o açougue aos cuidados do caçula e da nora. Fugia com seu caminhão para as montanhas, rodando do vilarejo nas alturas a um povoado abandonado. Era ali que encontrava refúgio, naquelas estradas que percorria com seu pai quando criança para ir comprar os animais dos camponeses da região, em meio a antigas fazendas onde aprendera seu ofício, em casas onde moravam algumas mulheres sozinhas a quem ele entregava maços de cigarro e perfumes do vilarejo. Ele se ausentava, assim, até a noite. No domingo à tarde, lavava o caminhão na calçada em frente à casa, limpava as facas e carregava a mercadoria para o dia seguinte escutando os programas da rádio de esportes RMC. Jamais um grito. Nenhuma lágrima. Ele permanecia insondável, um corpo e uma alma irremediavelmente mergulhados no silêncio.

Os primeiros sintomas acabariam aparecendo em Désiré: emagrecimento, febre, náuseas, diarreias e ataques de tosse que não acabavam nunca. Muito mais do que os números nos resultados dos exames de sangue, esses sinais físicos mostrariam à minha avó quão grave era a situação. Eles inaugurariam uma série de idas e vindas realizadas de acordo com o estado de saúde do meu tio. Idas e vindas entre o vilarejo e a cidade, entre o quarto no hospital e o apartamento, entre a droga e a abstinência, entre uma agonia lenta e breves momentos de alívio. Também entre a verdade e a negação. Médicos que constatam a degradação progressiva do paciente. Uma mãe que garante que o filho não sofre de uma doença de homossexual e drogado. Um filho que diz não se drogar mais. A cada um seu território: aos médicos, a ciência; à minha família, a mentira.

# T4

No fim de 1983, a descrição do ataque ao sistema imunológico pelo vírus descoberto no Pasteur coube ao epidemiologista Jean-Claude Gluckman e ao imunologista David Klatzmann. Depois de observar muitos doentes no Pitié-Salpêtrière, Klatzmann defende a tese de que o vírus ataca os linfócitos, o que explicaria a destruição total do sistema imunológico dos pacientes. De fato, as equipes francesas notaram um déficit flagrante de linfócitos T4 nas amostras de sangue dos doentes. Um número expressivo de publicações dos Estados Unidos também faz essa constatação a partir de 1984. O imunologista, então, compartilha com vários colegas a intuição de que o alvo dos ataques desse vírus são especificamente os linfócitos T4, uma família de glóbulos brancos essenciais para as defesas naturais do corpo humano.

Luc Montagnier está convencido dessa hipótese e confia a Klatzmann a tarefa de demonstrá-la cientificamente, o que permitiria confirmar a relação de causalidade entre o LAV e o desencadeamento da doença. Esse trabalho é primordial porque até aqui alguns cientistas ainda se perguntam se o vírus descoberto no Pasteur não seria apenas mais um oportunista entre os que abrem caminho nas veias do doente desprovido de barreiras imunológicas. Nesse sentido, o LAV seria apenas uma consequência adicional da doença.

O experimento conduzido por David Klatzmann é simples: ele põe o vírus e os linfócitos T4 no mesmo meio de cultura para observar in vitro o que acontece. Graças ao trabalho que realizou na área de transplantes durante um estágio na Inglaterra, o jovem médico se familiarizou com uma técnica recente, a tipagem de linfócitos: trata-se de separar, em uma mesma análise, as diferentes famílias de agentes protetores do sistema imunológico. Em seu laboratório no Pitié-Salpêtrière, ele isola essas famílias de glóbulos brancos antes de colocá-las em meio de cultura. Em uma parte dos tubos, reúne exclusivamente os linfócitos T4, enquanto na outra só coleta os T8. Dispõe todos os tubos em um *cooler*, depois segue para o laboratório de Chermann no Pasteur, o único lugar equipado para a cultura do vírus. Instalado em um canto da unidade de oncologia viral dedicada ao estudo do LAV, Klatzmann junta o vírus com os linfócitos T4 e T8. Todos os dias, durante uma semana, o imunologista vai ao Pasteur para observar se há evolução.

É sábado de manhã, o instituto está quase deserto, a maioria dos colegas está de folga. Klatzmann se inclina sobre o microscópio, examina suas culturas e então observa algo crucial: os linfócitos T4 que tinham sido colocados com o vírus foram devorados. Essas culturas foram totalmente arruinadas, enquanto as outras, as que continham os linfócitos T8, estão intactas. Esse primeiro experimento confirma as intuições de Klatzmann, que imediatamente informa os colegas.

É preciso refazer a operação inúmeras vezes a fim de eliminar qualquer dúvida científica, mas Klatzmann está convencido de que, pela primeira vez no mundo, ele conseguiu reproduzir em laboratório o que acontece no sangue dos pacientes. Experimentos similares são então realizados, e o resultado é sempre o mesmo: o LAV infecta e destrói os linfócitos T4. Klatzmann e Luc Montagnier redigem rapidamente um artigo para informar essa descoberta importante e o enviam à revista *Nature*. As semanas vão se passando. Nenhuma resposta da revista. Eles já não têm mais esperança, ninguém parece se interessar pela descoberta. Luc Montagnier pega o telefone para pedir explicações. Os responsáveis pela publicação são categóricos: o artigo foi recusado. Alegam hesitações da parte do comitê científico quanto à confiabilidade dos resultados de David Klatzmann: os métodos de trabalho e os resultados são discutíveis, frágeis demais para o prestígio da *Nature*. Luc Montagnier tem outra explicação, mais subjetiva, para essa estranha recusa: acima de tudo, a *Nature* não quer contrariar os pesquisadores norte-americanos. A revista quer dar tempo para eles recuperarem o atraso importante que tiveram em relação aos seus correspondentes franceses.

O artigo intitulado "Os linfócitos T4 parecem ser os receptores do retrovírus humano LAV" será publicado pela revista científica só um ano depois, na edição de 20 de dezembro de 1984.

# O dinheiro

Os pais da minha mãe também tinham nascido no vilarejo, mas vinham de um meio mais modesto. Quando a fábrica de massas fechou, meu avô materno virou motorista de uma pequena empresa de construção. Sua esposa trabalhava na fazenda do irmão. Plantações de legumes a perder de vista no que antes fora o leito do rio. O granizo, os insetos, a seca sempre acabavam afetando a colheita: nunca era como se esperava. Depois de anos de esforços, eles conseguiram comprar o que se chamava de "quinta". Um terreno afastado do vilarejo onde meu avô levou anos para construir uma casa, que se tornou habitável só quando estavam perto de se aposentar. Lá eles cultivavam uma horta, criavam galinhas e coelhos. Mais por necessidade do que como passatempo.

Numa tarde, meu avô estava mexendo no jardim, e minha avó, tirando os feijões das vagens, sentada em um banco feito de dormente, quando um carro incomum apareceu na estrada que dava na propriedade deles. A BMW amarela estacionou em frente à casa. Os pais da minha mãe reconheceram o cunhado e a cunhada da filha deles. Désiré e Brigitte cumprimentaram os dois antes de explicar que estavam visitando todos os conhecidos para pedir ajuda no financiamento de um projeto muito importante: construir uma casa.

Meus avós estavam mais acostumados a receber andarilhos que vagavam pela França e paravam aleatoriamente em algumas casas para implorar por provisões antes de seguir caminho. Eles se desculparam por não poder contribuir com mais do que uma nota que estavam guardando para as compras de domingo. Quando minha avó perguntou se também queriam ovos e alguns legumes da horta, eles agradeceram educadamente.

A notícia da doença não alterou em nada o consumo de heroína deles. Atravessavam o vale inteiro para visitar amigos, primos, amigos de amigos e primos de primos com pretextos sempre diferentes pedindo um dinheiro emprestado que nunca devolveriam. Davam mil explicações: tinham de trocar de carro, comprar um presente, comprar remédios ou se preparar para o nascimento de um filho porque Brigitte estava grávida. Tinham acabado de descobrir. Foi pouco tempo depois de saber da soropositividade deles, e os médicos se mostravam muito reticentes, mas os dois se atinham àquela gravidez como uma prova de futuro.

Na nossa família, todos seguiam ordens para não dar nenhum dinheiro. Sabiam que eles continuavam se drogando. Durante muito tempo o caixa do açougue fora uma reserva de dinheiro inesgotável. Mas o vilarejo já não era mais a pequena e próspera subprefeitura na qual a família tinha feito seu nome. A clientela era cada vez mais escassa, mais modesta, e meus avós já não tinham mais a energia da juventude.

Quando conseguiam algum dinheiro, a BMW descia pelo vale a toda velocidade. Désiré no volante, atrás das lentes amareladas dos óculos de sol, o pé enfiado no acelerador, e Brigitte, lívida, tiritando no banco do passageiro. Eles iam sempre ao mesmo lugar, um café na parte leste de Nice. Na sala dos fundos, longe da música, do balcão e dos olhares, eles não tinham outro assunto além da droga. A droga que está em falta, a droga que alivia, a droga que custa caro, a droga que aquece, a droga que tudo. A droga e ponto-final. A droga e nada mais. A droga seguida da morte. A transação era rápida. O preço não era mais negociável.

Com a droga em mãos, o casal voltava para a BMW e ia estacionar um pouco mais longe, em uma rua residencial meio deserta. Quando terminavam de injetar, afundavam nos bancos, adormecidos, livres por algumas horas da dor e da abstinência.

Já fazia bastante tempo que o sofrimento substituíra o prazer. Depois de várias semanas de trip, pouco depois de terem se conhecido, o casal ficou sóbrio por alguns dias. E então, numa manhã, eles acordaram cansados, febris e moídos. Não estavam realmente doentes. A heroína os convocava. Foi a primeira vez que se sentiram à mercê dela. Essa sensação nunca mais os abandonaria. Haviam começado uma queda sem fim. Incapazes de trabalhar, não tinham salário. Já não era uma questão de prazer, de transe, nem daquela espécie de experiência transcendental que Désiré descobrira numa noite de festa em Amsterdam. Parecia que o efeito da droga nunca poderia se atenuar. Désiré e Brigitte já nem se alimentavam mais. Seus dedos perderam a sensibilidade. A heroína tinha roubado tudo deles, o apetite, o sono, o sexo. Lançara cada um deles a um prazer interior, inacessível. A vida não passava de uma corrida vã, perpétua, contra os efeitos da abstinência, uma corrida perdida, já desde a largada.

A existência deles foi redefinida, reavaliada à luz de um único valor. Cem contos. Era mais ou menos o que custava uma dose de heroína de má qualidade em Nice, uma nota no caixa do açougue, um lero jogado a um amigo, dois rádios de carro roubados, alguns vinis da coleção de Désiré... O apartamento do meu tio tinha aumentado de tamanho por conta do vazio que a droga deixava ao redor dele. Os discos, os móveis, as roupas, a decoração, tudo o que dava para vender foi vendido.

Nos armários de remédio da família, xaropes contra tosse, aspirina e analgésicos desapareciam. Para tentar parar, Désiré e Brigitte se refugiavam em outras substâncias. Entre os remédios que todo mundo costumava ter em casa, alguns continham codeína, uma substância extraída da papoula, assim como a heroína. Ela atenuava um pouco a abstinência. Mas todas as tentativas de desintoxicação por conta própria acabavam em fracasso.

A droga era um continente desconhecido pelo qual vagavam meu tio e sua companheira. Os furtos de remédio, joias e dinheiro acometeram a família, os amigos. Meu pai não entendia o que podia levar um homem a roubar os seus. Naquela família em que o amor não era verbalizado, o dinheiro e a comida eram os únicos vetores de afeto. O dinheiro que consentem dar, o dinheiro que emprestam, que confiam, e também aquele que negam. Os pratos preparados pela minha avó, as peças de carne que meu avô separava no congelador para os jantares com os filhos, eram a prova de um amor recíproco, a expressão de sentimentos mudos. Quando minha avó constatava que mais uma vez tinha desaparecido dinheiro do caixa do açougue, meu pai se contentava em dizer com um suspiro em patoá: "*Sabès*" (você sabe).

Um dia, Brigitte e Désiré anunciaram à família a decisão de se casarem. Louise ficou feliz, era uma notícia excelente, uma esperança de que iriam se emendar. Meu pai não se deixou enganar um segundo. Seu irmão nunca tinha manifestado o desejo de se casar. Acontece que ele sabia que, numa ocasião como aquela, a família seria generosa.

Hoje, ao assistir de novo às imagens que meu pai filmou, numa manhã cinza em frente à igreja do mosteiro de Cimiez, entendo que eram uma encenação. Examino cada detalhe, analiso os rostos desfocados no filme. Alguma coisa não encaixa. O vestido extremamente sóbrio de Brigitte, o modo como ela troca algumas palavras com Désiré, de canto, no roseiral, a família inteira circunspecta. Contei cerca de dez casamentos na coleção de super-8 do meu pai. Esse não se parece com nenhum outro. Poucos convidados, nenhum amigo, apenas a família mais próxima. Uma organização sóbria, parca, feita às pressas.

E agora Désiré e Brigitte estavam esperando um filho. Meu pai, que acabara de ter gêmeos, se preocupava com o futuro. O que seria dessa criança, que nasceria em condições terríveis, quando a doença ou a droga acabassem matando seus pais? Outras pessoas da família quiseram ver nessa gravidez uma esperança, como Louise. Sem dúvida, aquele nascimento obrigaria Désiré e Brigitte a parar com a heroína e finalmente cuidar de si mesmos. Mas o caçula não acreditava mais em nenhuma redenção. Sabia muito bem como aquilo terminaria. Enquanto o sangue de Désiré apodrecia lentamente, uma raiva surda nascia nas veias do meu pai, e nunca mais o abandonaria.

# Elisa

A partir de fevereiro de 1983, enquanto a responsabilidade do LAV na manifestação da aids ainda não está estabelecida, a questão da elaboração de um teste é abordada todos os sábados de manhã no Instituto Pasteur. Para realizar as sorologias, Luc Montagnier dispõe apenas do método Ripa, uma técnica pesada, demorada e custosa, que não atende à urgência da situação. Nas primeiras reuniões fica decidido que será elaborado um método mais eficaz. Enquanto os pasteurianos continuam observando o vírus nos doentes, a diretora do laboratório de virologia do hospital Claude-Bernard, Françoise Brun-Vézinet, e sua aluna Christine Rouzioux, dedicam-se a conceber um teste. Elas vão focar em uma técnica de sorologia recente, batizada de Elisa, que consiste em assinalar a presença de anticorpos nas amostras graças a uma reação química. Vézinet já tinha adaptado esse método para detectar os citomegalovírus, pertencentes à família do herpes. Fará o mesmo com o LAV. Mas, para identificar anticorpos próprios ao LAV, são necessários antígenos que lhe são específicos. O hospital Claude-Bernard não tem os meios necessários para cultivá-los. A colaboração com o Instituto Pasteur passa a ser então decisiva.

Em 13 de julho de 1983, o professor Montagnier entrega os primeiros antígenos às colegas do Claude-Bernard. Elas analisam, observam, buscam reconhecer os anticorpos presentes e elaboram uma primeira série de testes. Em uma semana, conseguem resultados preliminares encorajadores. A partir de 20 de julho, os testes com amostras de pessoas contaminadas dão bons resultados, mas em proporções ainda muito reduzidas. Em setembro, de tanto aperfeiçoar o método, 30% a 40% das amostras dos doentes dão resultados positivos. Ao mesmo tempo, testes realizados com amostras absolutamente sãs também dão resultados positivos. A proporção ínfima de "verdadeiros positivos" e a presença ainda importante de "falsos positivos" não desanimam as virologistas.

O número de pacientes identificados na França naquele momento ainda era bem pequeno, comparado às centenas de casos registrados nos Estados Unidos. Françoise Brun-Vézinet e sua aluna não têm material para trabalhar. Recorrem, então, ao CDC de Atlanta, que aceita enviar grandes quantidades de soro infectado.

Na primavera de 1984, um artigo é publicado na revista *The Lancet*. Ele destaca os resultados de um estudo francês realizado com mais de quinhentas pessoas infectadas. O experimento permitiu identificar no sangue desses pacientes anticorpos atuando especificamente contra o LAV. Sem dúvida, os sistemas imunológicos colapsam diante da agressão desse retrovírus, mas não desistem sem um combate anterior. É por meio desses anticorpos inúteis que o organismo trai a presença do vírus.

Ainda serão necessários meses até que a técnica Elisa, adaptada ao vírus da aids, esteja suficientemente sensível para constituir uma ferramenta satisfatória de diagnóstico. No final de 1984, o método desenvolvido pelo hospital Claude-Bernard em conjunto com o Instituto Pasteur é capaz de detectar os anticorpos do vírus LAV em 90% dos casos, sem "falsos positivos". Esses longos meses de trabalho com Françoise Brun-Vézinet serão o objeto de estudo da tese em virologia de Christine Rouzioux.

O teste francês operacional, patenteado pelo Instituto Pasteur, assim como seu concorrente norte-americano do laboratório Abbott, só serão acessíveis ao grande público no verão de 1985.

# As desintoxicações

Começou com um telefonema que ninguém mais esperava. O médico do vilarejo comunicava que em breve uma vaga no centro de reabilitação estaria disponível para Désiré. Como o estabelecimento era muito procurado, era preciso convencer meu tio a não perder aquela oportunidade. Louise ajudou o filho a arrumar a mala. Passou suas roupas e o levou a Nice. Com Désiré atrás das portas de vidro do edifício anexo ao hospital, antes de os sintomas da doença aparecerem, todas as esperanças voltaram a ser possíveis.

A reabilitação começava com uma conversa individual com um toxicólogo. Ao ler o prontuário do meu tio, o médico não disse nada, só suspirou. Em seguida, explicou algumas vezes como seria o período de três, quatro semanas da estadia. Désiré deveria ler o regulamento interno e assinar. Além da proibição de sair e de receber qualquer visita, era preciso participar de uma série de encontros, coletivos e individuais, com um psicólogo.

No primeiro tratamento de Désiré, o psicólogo tinha esboçado um tipo de esquema circular. A toxicomania respondia a uma frustração, uma falta de confiança em si, uma carência pessoal que a droga atenuava. Era um círculo vicioso. A heroína se enfiava por essa carência, que depois não pedia nada além de mais doses. O médico explicara a Désiré que ele só conseguiria se livrar da heroína quando tivesse identificado e preenchido essa carência.

Meu tio tinha crescido numa família em que as pessoas não se falavam. Me pergunto se ele ao menos tentou compartilhar sentimentos tão profundos com um desconhecido. Eu o imagino concordando em silêncio com as afirmações do interlocutor para acabar o mais rápido possível com aquilo. Nunca saberei se ele aprendeu alguma coisa sobre si naquelas sessões.

O desmame tinha de ser total, e não progressivo. A primeira semana era, então, a mais difícil. Désiré lutava contra náuseas, dores musculares, dores de cabeça extremamente violentas. Os sintomas físicos da abstinência. Os substitutos, como a metadona, ainda não estavam oficialmente autorizados na França. Eles não o seriam antes de 1995, quando enfim as autoridades se dariam conta da dimensão da epidemia da aids entre os toxicômanos. Dessa forma, as enfermeiras só lhe prescreviam analgésicos e antiespasmódicos, de vez em quando sedativos e tranquilizantes, mas estritamente nos momentos mais difíceis. Assim como no hospital, nesse centro a doença assustava boa parte dos cuidadores, ainda mais porque a dureza do desmame gerava tensões na unidade de reabilitação.

Superados os primeiros dias, Désiré começava a sentir-se melhor. As relações com a equipe ficavam menos tensas. Ele podia começar uma fase mais intensa de trabalho psicológico, especialmente necessário porque a abstinência passava a se manifestar por estados de ansiedade, confusão e até depressão.

Da janela do quarto do meu tio, os morros de Nice deixavam entrever o mar e seu horizonte distante. Com certeza, para tentar aguentar a bronca, ele pensava em Brigitte e no filho deles que estava por nascer.

＊

Cada tratamento representava um tempo de esperança e de trégua para a família. A esperança de que fosse o último. A trégua de não ficar mais se perguntando por onde andava Désiré. O jovem desaparecia do vilarejo por algumas semanas, e a angústia de seus pais podia, então, se dissipar um pouco. Eles ignoravam o que o filho fazia por lá e o que davam para ele tomar, mas sentiam alívio por não temer mais receber um telefonema dos bombeiros ou de alguém que o tivesse encontrado, inconsciente, com uma seringa enfiada no braço. Minha avó voltava a trabalhar no açougue e dava ao meu pai e ao meu avô um descanso das tarefas acumuladas por suas ausências.

Naquele estabelecimento sem nome, que parecia um hospital, Désiré tentava se ocupar. Quando tinha autorização, telefonava e prometia que a partir dali tudo melhoraria. Seus braços estavam cicatrizando. Sua pele, se recompondo. Ele recuperava uma forma humana. Minha avó já podia vê-lo retomar o lugar de secretário no cartório.

Meu tio tentava se interessar por alguma coisa diferente da droga, mas tinha se esquecido. Tinha se esquecido completamente do que fazia antes. Cada um ali se dedicava a lembrá-lo. Longe das agitações da rua, dos amigos, ganhava-se tempo. Não significava que a batalha estava ganha, mas dava-se uma trégua. Adiava-se um pouco o momento da derrota.

# Teste

Já em 1984, no hospital Raymond-Poincaré da comuna de Garches, Jacques Leibowitch percebe o risco que as transfusões de sangue representam para a propagação do vírus. Essa preocupação é compartilhada por seus colegas norte-americanos e pelos do Instituto Pasteur, que constatam cada vez mais casos de aids em pessoas não homossexuais, não heroinômanas, mas que receberam transfusão.

Tanto na França como nos Estados Unidos é emitido um alerta sobre a urgência de verificar os lotes de bolsas de sangue destinados a transfusões. Mas ainda faltam técnicas de detecção, e as pessoas que precisam de sangue não podem esperar. Assim como os colegas do Instituto Pasteur e os do outro lado do Atlântico, Jacques Leibowitch se apressa para elaborar um método simples e rápido de detectar a presença do vírus nos bancos de sangue.

Em seu laboratório, ele trabalha sem descanso com a colega Dominique Mathez, que lhe dera uma incubadora portátil para obter resultados satisfatórios com a imunofluorescência, um procedimento de marcação já comprovado. Esse método artesanal demanda bastante tempo. Mathez e seus colaboradores colocam o sangue dos tubos em meio de cultura durante um período de 48 a 72 horas, antes de procurar neles a proliferação do vírus.

Além disso, no decorrer desse mesmo ano de 1984, Leibowitch continua os intercâmbios com as equipes norte-americanas de Robert Gallo. Ele compartilha as últimas descobertas mundiais com um público cada vez maior e multiplica as colaborações com colegas franceses. De volta dos Estados Unidos, modera uma conferência no hospital Tarnier. No público encontram-se os médicos que, há vários meses, tentam tratar Michel Foucault.

O famoso filósofo os consultou inicialmente por causa de uma tosse persistente. A homossexualidade dele não é segredo para ninguém, e a hipótese da aids passou pela cabeça dos médicos, mas de início eles preferiram não focar nela, evitando se deixar influenciar pelos clichês que circulam sobre a doença. Apesar de um tratamento aparentemente bem-sucedido com antibióticos, Foucault tem uma recaída brusca na primavera de 1984, obrigando os médicos a reconsiderar suas primeiras convicções. O que escutam de Jacques Leibowitch confirma o temor inicial deles.

O sarcoma de Kaposi continua muito associado à aids. As pessoas ainda acham que ele é uma condição sine qua non para formular um diagnóstico. O próprio Foucault, que ia com frequência a Nova York, onde a epidemia causava estragos, ficou com esse estereótipo na cabeça. Na ausência desse marcador, seu círculo próximo se tranquiliza. Além disso, o filósofo quer continuar a realizar seu trabalho o máximo possível, e seus familiares e amigos consideram que seria muito desanimador dar-lhe um diagnóstico que pudesse contrariar seus projetos. Assim, as semanas seguintes vão passando numa espécie de omertà.

Quando a hospitalização se torna incontornável, os médicos de Foucault evitam que ele seja encaminhado para a unidade de Willy Rozenbaum, no Pitié-Salpêtrière, para não levantar suspeitas da mídia. Até o fim, nada da realidade de sua doença lhe será revelada. Quando o filósofo morre, em junho de 1984, é só ao folhear uma papelada administrativa que seu companheiro Daniel Defert descobre, perplexo, as quatro letras que especificam a causa da morte: aids. Escandalizado, ele cria a associação Aides, cujo objetivo é acompanhar as vítimas desse vírus.

Entre 10 de outubro e 12 de dezembro de 1984, no hospital de Garches, o método de testagem de Jacques Leibowitch e Dominique Mathez progride. Nos primeiros testes, realizados com 10 mil amostras de sangue, apenas um ou dois são declarados equivocadamente positivos. Os dois médicos experimentam o dispositivo em amostras que provêm de bolsas de sangue da Île-de-France. Eles querem estimar a proporção de lotes contaminados nos bancos de sangue dessa região. Os resultados que obtêm são assustadores. A cada 2 mil bolsas de sangue, constatam a presença de vinte unidades contaminadas. Os trabalhos dos pasteurianos mostram, ao mesmo tempo, que aqueles que recebem sangue de doadores contaminados acabam se contaminando. Os hemofílicos, que recebem com regularidade produtos sanguíneos concentrados provenientes de vários doadores, ficam particularmente expostos. Leibowitch tenta alertar as autoridades, sem muito sucesso. Cabeça dura que é, acaba irritando os interlocutores.

Em paralelo, no Pasteur, elabora-se uma técnica de aquecimento dos componentes sanguíneos que permite neutralizar o vírus nas bolsas de sangue sem alterar a qualidade delas. Porém, assim como aconteceu com seu inflamado colega do hospital de Garches, os pesquisadores do instituto não encontraram ninguém no ministério que levasse a sério os alertas.

Parece que estão apostando na hipótese de que nem todos os soropositivos vão desenvolver a doença. Uma aposta mórbida. Por negligência, por economia, essa aposta culminará na contaminação de milhares de pessoas.

# Nascimento

Na primavera de 1984, Brigitte deu à luz uma menina. Para cumprir com a tradição da família, ela foi batizada com um nome derivado do nome do avô paterno, Émile. Como Désiré, Émilie recebeu de herança o nome do pai de seu pai. Com essa paternidade, meu tio recuperou um ânimo que seu corpo debilitado lhe recusava. Da droga, que tinha roubado tudo deles, Brigitte e ele conseguiram arrancar uma filha.

Como minha avó tinha somente dois netos, dois meninos, ela ficou mais feliz ainda. Aquela menina era um sinal de esperança, a de que Désiré e Brigitte enfim parassem com a heroína.

Desde o começo, os médicos do Archet foram claros: o vírus responsável pela aids tinha sido detectado em crianças nascidas de pais soropositivos. Na unidade em que trabalhavam, já havia alguns casos de recém-nascidos infectados. Sem se intrometer nas escolhas pessoais do casal, eles tinham avisado Désiré e Brigitte: não apenas a filha deles corria o risco de nascer soropositiva, como o fato da expectativa de vida dos dois estar comprometida talvez não os permitisse vê-la crescer. No nascimento, os anticorpos característicos do LAV foram detectados nas análises de sangue de Émilie. Ainda podiam ser os transmitidos pela mãe. Era preciso esperar algumas semanas para ter um diagnóstico.

Sempre fiquei imaginando a confusão de sentimentos que a chegada de Émilie deve ter provocado na família, a mistura de alegria sincera com uma preocupação imensa. Será que ela é portadora do vírus dos pais? Ela desenvolveria a doença? Como eles podiam saber, se os próprios médicos não conseguiam responder a essas perguntas com segurança?

Hoje em dia tenho muita dificuldade em ver meu pai como alguém que não foi atravessado por essa angústia. Ele não podia comemorar o nascimento da primeira sobrinha sem se preocupar com o futuro dela. Como se desde sempre soubesse do destino interrompido dessa nova vida. Nós não deveríamos presenciar a morte daqueles que vemos nascer. Talvez ele tenha entendido. Estávamos condenados. Condenados a viver mais do que ela, a viver mais do que os três. Essa ideia devia ser ainda mais insuportável para meu pai, porque ele aprendera a sempre guardar os sentimentos para si. Nunca tinha falado com ninguém sobre o vício do irmão, a doença, a decisão de ter um filho. Certamente não começaria agora. Já minha mãe procurava saber, entender, pelos jornais, pela televisão e por alguns livros ainda muito raros. Ela queria encontrar um motivo de esperança.

Ao sair da maternidade, os jovens pais e a bebê voltaram ao apartamento em cima do café da praça da fonte. As pessoas os felicitavam quando os viam passar no caminho das escolas com o carrinho de bebê azul-marinho. Eles estavam belos e felizes. O tempo das festas, das noites em claro e da droga parecia distante.

Minha avó os visitava várias vezes por dia para oferecer ajuda. Ela zelava o casal para que não voltasse aos velhos demônios. Inventava pretextos para abrir o gabinete da cozinha, as gavetas da mesinha de cabeceira ou o armário de remédios. Verificava discretamente se não havia mais droga, elástico nem seringa, e o mais das vezes ia embora tranquila.

Em virtude dos resultados de seus exames de sangue, Émilie era acompanhada de perto pelo médico do vilarejo, pelos infectologistas do hospital Archet e pelos especialistas do Lenval, o hospital pediátrico de Nice. Desde as primeiras semanas de vida dela, depois de alguns exames complementares, ficou comprovado que, sim, o vírus estava lá, embaixo da pele, nas veias de uma menina igual a todas as outras, o vírus adormecido que um dia podia acordar.

# AZT

Na primavera de 1984, Robert Gallo entrega amostras do LAV ao virologista Hiroaki Mitsuya, do National Cancer Institute. Ele quer que os pesquisadores da instituição testem nessas amostras todos os fármacos que tiverem à disposição, na esperança de que um deles consiga impedir o vírus de se replicar. Para aumentar as chances de sucesso, o instituto norte-americano recorre a vários laboratórios, entre eles o Burroughs Wellcome, na Carolina do Norte. Como a virologia ainda é pouco rentável, esse laboratório, que acredita no potencial da área, é um dos raros especializados.

Depois de várias semanas de trabalho, os pesquisadores do Burroughs Wellcome reexaminam o BW509U, uma substância sintetizada em 1964 por um certo Jerome Horwitz, em algum lugar de Michigan. O cientista tinha experimentado esse fármaco em seus trabalhos sobre alguns cânceres de origem viral. Por conta dos efeitos colaterais particularmente pesados para os pacientes, mas sobretudo por conta da ineficácia, o BW509U fora rapidamente abandonado. Com colegas da época, Horwitz sintetizou outras substâncias, como o ddC, o d4T e o ddI, que se mostraram ineficazes contra o câncer. Foi durante um longo trabalho de pesquisa nos arquivos da quimioteca que o laboratório Burroughs Wellcome desenterrou essa substância.

Primeiro tira-se a prova em ratos nos quais o retrovírus foi inoculado. Depois de vários testes, nota-se que o BW509U parece bloquear a replicação dentro das células dos roedores. Mesmo que outros testes feitos em laboratórios concorrentes tenham revelado, ao contrário, a ineficácia da substância, o Burroughs Wellcome envia ao National Cancer Institute o antídoto, que é rebatizado de "composto S". Hiroaki Mitsuya pode assim desenvolver ainda mais o estudo desse fármaco, agora não mais em ratos, mas no vírus humano que Robert Gallo lhe confiara. Ele coloca o vírus em meio de cultura com clones de linfócitos T4 que conseguiu a partir do próprio sangue. No fim de 1984, seu trabalho confirma a expectativa de um efeito significativo: esse medicamento, renomeado de azidotimidina, ou AZT, inibe in vitro o vírus da aids e bloqueia a ação dele sobre os linfócitos. É chegada a hora de organizar testes em humanos.

Em julho de 1985, um primeiro estudo com dezenove pacientes conclui que o AZT tende a aumentar o número dos linfócitos T4. Experimentos são, então, realizados com grupos de pacientes cada vez maiores.

Em junho de 1986, um estudo acompanha a evolução da doença em 212 pacientes. Metade é tratada com AZT, e a outra recebe placebo. Em setembro, depois de apenas oito semanas de tratamento, os resultados parecem significativos: somente uma morte no grupo dos pacientes tratados com AZT, contra dezenove no grupo dos que não receberam o medicamento. Foram constatadas também 24 passagens para o estágio de aids no primeiro grupo, contra 45 no segundo. No curto prazo, parece que se morre menos ao usar AZT.

Pela primeira vez em vários anos, um medicamento demonstra certa eficácia na luta contra a aids. Mesmo que não vença o vírus, ele consegue — acredita-se — conter sua lógica destrutiva. Em 19 de março de 1987, a Food and Drug Administration (FDA), dos Estados Unidos, registra o remédio num prazo muito curto devido à emergência sanitária.

Em 1989, o experimento 019, que contou com 3 mil pacientes, será interrompido prematuramente. A discrepância de mortalidade, ou de passagem para o estágio de aids, entre as pessoas tratadas com AZT e as tratadas com placebo era grande demais para que continuassem sem considerar uma questão ética: por que seguir administrando um placebo quando o medicamento parece ser tão eficaz? O Burroughs Wellcome vai comunicar os resultados com orgulho. No dia seguinte à publicação na imprensa norte-americana, o laboratório verá o valor de suas ações subir 32% em questão de horas.

# O hospital

"Aqui, quem cuida das intravenosas sou eu, entendido?"

Sim, Désiré tinha entendido. Queria se recuperar para poder ir embora o mais rápido possível. Ele mal fora instalado naquele quarto de hospital, quando um enfermeiro do tamanho de um touro apareceu e tentou impressioná-lo fazendo aquele comentário. O sujeito andava de um lado para o outro, da cama para a janela, como se estivesse em um território conquistado. Depois, desapareceu.

Os toxicômanos assustavam o pessoal da saúde. Eram capazes de qualquer coisa quando estavam em abstinência. Roubavam seringas e remédios dos carrinhos de emergência, tinham acessos de violência incontroláveis. Durante as visitas, seus amigos às vezes levavam coisas para injetar. Então, eram encontrados desmaiados nos quartos ou banheiros. Para que cuidar de pessoas que se empenhavam em se destruir?

Desde o começo da epidemia da aids, cada vez mais viciados ingressavam na unidade de pneumologia do hospital Pasteur de Nice. Eles iam tratar as tuberculoses e pneumocistoses causadas por um vírus contraído ao compartilhar seringas. A equipe ficava de olho neles, desde o início. Obrigava todos a assinar um código de conduta e fazia de tudo para que se enquadrassem. O medo devia mudar de lado.

A primeira hospitalização de Désiré, sem contar as desintoxicações, deveu-se a uma tuberculose. Uma tosse persistente e dificuldades para respirar o deixavam exausto fazia mais de um mês. Quando começou a cuspir sangue, sua mãe o levou a Nice. A estadia no hospital durou algumas semanas, o tempo de os antibióticos fazerem efeito suficiente para que ele pudesse voltar ao vilarejo. Essa primeira doença foi um teste para o corpo já magro e pálido, maltratado pelos anos de heroína. Brigitte se esforçava para cuidar de Émilie. Era Louise, então, que ficava na cabeceira do filho. Reconhecia o quarto dele no labirinto do hospital graças a um círculo vermelho colado na porta. O que ela pensou inicialmente ser uma consideração particular não era mais do que o início de uma série de humilhações que não teriam fim. Ela sempre chegava no começo da tarde e encontrava o prato do filho abandonado na frente da porta. Désiré era sempre o último a receber os cuidados, quando simplesmente não se esqueciam de cuidar dele. Um dia, ela o encontrou coberto de sangue seco. Nenhuma auxiliar de enfermagem o tinha limpado depois de uma hemorragia. Minha avó se preparava para gritar quando meu tio a impediu: "Para, mãe, tá tudo bem, a gente se vira". Louise começava a entender. Ela mesma limpou o sangue do filho. Aquele sangue que dava um frio na espinha da equipe inteira do hospital, aquele sangue que, no entanto, ela lhe havia legado e que o estava matando. Ela passava muito tempo com Désiré. Ajudava-o a se levantar para que caminhasse pelos corredores. Levava embutidos da charcutaria e laranjas do mercadinho. Falava sobre todo tipo de coisa para tirá-lo daquele quarto de hospital: Brigitte, Émilie, a construção da casa do irmão, o açougue, as últimas notícias do vilarejo. Talvez naqueles momentos, frente a frente, eles tenham finalmente conseguido dizer coisas um ao outro. Imagino que ela o interrogava para entender o que ele fora procurar na droga. Por que não era capaz de se livrar dela depois de tudo o que tinha destruído nele? Em meio a lágrimas, ela lhe recordava a paternidade, aquela criança que precisava que o pai estivesse firme.

Durante os estágios finais de convalescença, Désiré compartilhou o quarto com um jovem que não recebia quase nenhuma visita. Exceto a de um homem que ficava horas segurando-lhe a mão e abraçando-o. Era a primeira vez que Louise via aquele tipo de cena. Incomodada de início, ela acabou sorrindo para a situação, depois que Désiré lançou piscadelas cúmplices, e se emocionou pelo que descobria ser amor. Um amor tão sincero quanto o que ela demonstrava pelo filho.

A única imagem que tinha da homossexualidade remontava à infância no Piemonte italiano. Lembranças de gritos, socos e cuspes. Dois homens surpreendidos juntos numa granja foram espancados na frente dela. Garotos do vilarejo os arrastaram até a praça, orgulhosamente, gritando para que todos comparecessem. Atraída por aquela agitação incomum, Louise correu para fora com os irmãos e as irmãs. Quando as presas começaram a ser violentadas, a menina se escondeu, aterrorizada, embaixo da saia da mãe. Era uma das suas últimas lembranças anteriores à guerra.

Quando ficava sozinha com Désiré no corredor do hospital, minha avó perguntava: "Mas não é possível, será que não tem ninguém, além desse amigo, para vir visitar esse pobre jovem?".

Foi nessa ala da unidade de pneumologia dedicada aos primeiros doentes de aids que Louise finalmente tomou consciência do mal que aguardava seu filho. O dr. Dellamonica tinha avisado. Depois da tuberculose, ele corria o risco de pegar outras infecções nas semanas ou meses seguintes. Ali, entre os companheiros de infortúnio dele, em sua maioria homossexuais ou drogados, ela não podia mais negar a realidade. O vírus a levou de volta a tudo aquilo de que tinha tentado escapar. Ele conseguiu perturbar a trajetória que ela tanto se esforçou para seguir desde que saíra da Itália. Um microrganismo, originado sabe-se lá de onde, tinha conseguido deter uma longa história de ascensão social, uma luta para se tornar uma pessoa respeitada. Ele despertava sentimentos de vergonha, exclusão e humilhação que ela tinha se prometido, muito tempo antes, nunca mais voltar a sentir.

Só uma doença como aquela conseguia fazer com que uma mãe visse um filho tal como ele era: um junkie apodrecendo junto aos seus. Um toxicômano fadado ao mesmo destino que os companheiros. Pouco importavam aqui o sobrenome, o nome, as esperanças que os pais depositaram nele, a reputação de uma família tranquila. A aids não queria nem saber. Ela ria de todo mundo: dos pesquisadores, dos médicos, dos doentes e de seus amigos e familiares. Ninguém conseguia escapar, nem mesmo o filho preferido de uma família de comerciantes do interior.

# HPA-23

No Pasteur, quando os laboratórios se esvaziam, as equipes médicas às vezes encontram um jovem, ou uma jovem, esperando na entrada do prédio com uma folha de papel. O rosto, a magreza, o olhar desesperado e, às vezes, um francês rocambolesco, com sotaque americano, falam por eles. Os cientistas entendem na hora.

Desde a primavera de 1983, muito antes da descoberta do AZT, Jean-Claude Chermann está testando um inibidor de retrovírus que pode conter a replicação do LAV: o heteropoliânion 23 ou HPA-23. Esse antirretroviral, que o pasteuriano tinha descoberto em 1972, é o primeiro do mundo. Ele parece provocar uma inibição transitória do vírus, com tendência a retardar o processo responsável pela doença. Os primeiros resultados são animadores, ainda que o HPA-23 provoque efeitos colaterais tóxicos em certas células do sangue.

De Nova York a San Francisco, espalha-se o rumor de que os pesquisadores franceses do Instituto Pasteur estão experimentando um medicamento promissor, que talvez consiga bloquear a ação do vírus no sangue. Dessa forma, jovens desesperados abandonam a cidade e o país, para ir a Paris a conselho de seus médicos, que não podem fazer mais nada por eles. Esgotados, pedem somente para ser incluídos em algum dos estudos clínicos do instituto.

Poucas vezes os cientistas conviveram tão de perto com a morte e enfrentaram com tanta intensidade os próprios fracassos. Em geral, isso cabia aos médicos. A epidemia de aids altera tudo, principalmente a relação do pesquisador com o doente. Ela torna a comunicação entre eles indispensável, derruba as barreiras que durante muito tempo os mantiveram separados. De repente, os fracassos da pesquisa não se expressam mais apenas em números nos relatórios visualizados na tela dos computadores, mas também em rostos desesperados.

Os pesquisadores têm mais ou menos a mesma idade desses jovens pacientes, sabem que estão sós, abandonados por uma parte do círculo próximo. O que os diferencia deles? A orientação sexual? O consumo da droga? O que justifica a deferência ao papel do pesquisador e o desprezo ao doente condenado? É verdade que as equipes do Pasteur estão na frente da pesquisa mundial sobre o vírus da aids, mas que satisfação isso pode trazer se os pacientes continuam vindo morrer em seus braços? Esses fantasmas vão assombrar os pesquisadores por muito tempo.

Uma noite, ao acompanhar um paciente em cuidados paliativos, Françoise Barré-Sinoussi escuta o som baixo de uma voz que atravessa a máscara e tenta se sobrepor ao barulho do respirador: "Obrigado". A jovem fica desconcertada: "Mas por quê? Nós não conseguimos te salvar". Com os olhos semicerrados, entre dois mundos, o moribundo encontra forças para responder: "Não por mim. Pelos outros".

# Embaixo da língua

É uma cena que hoje só existe em preto e branco. Ao menos, é assim que eu a imagino, por causa da ausência de cores nas fotografias. Ela existe graças às imagens dos filmes da época nas quais meu cérebro encontrou matéria para lhe dar vida. Dois estudantes vão descendo a Rue du 4-Septembre. Dois meninos de não mais do que dez anos. O mais velho vai na frente. O menor vem logo depois, levando a mochila do irmão nos braços e a sua nas costas. Como todas as manhãs, eles param no açougue antes de ir para a escola. Enquanto o caçula abraça o pai, o mais velho pega no depósito dois elásticos grossos que servem para amarrar os rolos do papel que embala a carne. Em seguida, vejo-os saírem da loja e retomarem o caminho.

Na esquina, os dois irmãos não atravessam a ponte. Eles viram à direita e desaparecem. Pelos caminhos que acompanham o rio, cruzam os bosques de carvalhos até as cristas de calcário nas partes altas do vilarejo. Escapam do orvalho que recobre o vale. Em um curral em ruínas pertencente ao avô, eles se acomodam para fabricar estilingues, construir uma cabana e brincar de índio. Alguns dias antes, tinham feito a mãe assinar documentos que a professora entregara, autorizando a enfermeira escolar a vaciná-los.

Désiré e meu pai cabularam aula para escapar da picada de que tinham pavor. Eles voltariam para casa na hora de sempre. A desobediência só viria à tona pela ausência de um carimbo na caderneta de vacinação. Engolidos pelo trabalho, os pais não perceberiam. O médico da família foi descobrir, perplexo, alguns meses depois, que faltava uma anotação na tabela das vacinas obrigatórias.

Vinte anos depois, a menor ausência de Désiré provocava pânico na minha avó, aterrorizada pela ideia de recaída. Porém, o filho lhe jurava que não se drogava mais. O antebraço estava cicatrizando. Ela tinha fuçado várias vezes o apartamento. Não encontrou droga em nenhum cômodo, em nenhum armário. Em um mundo onde ninguém se curava da aids, ela esperava ao menos que ele se curasse da heroína. Para ela, a desintoxicação era algo tangível, muito mais concreta do que um vírus. Ainda tinha esperança de que a doença acabasse abandonando aquele corpo invadido com a permissão da droga. O filho retomaria uma carreira brilhante e se esforçaria, finalmente, para exaltar um sobrenome que ela tanto lutava para expurgar das fofocas do vilarejo, do olhar consternado dos bombeiros, da vergonha e das seringas.

No entanto, os médicos eram categóricos: além de a doença avançar, Désiré continuava consumindo a droga. E cada vez mais.

Meu tio acabou confessando que nunca tinha parado. Apesar dos tratamentos, das tentativas de desintoxicação, da Cannabis, da codeína e de todos os remédios que caíam nas mãos dele, não conseguira neutralizar o poder da heroína. Apenas havia encontrado uma maneira mais discreta de se picar, injetando em uma veia embaixo da língua, onde ninguém pensaria em checar. Foi com essa terrível descoberta que seus pais entenderam que a luta estava definitivamente perdida.

# Rock Hudson

Quinta-feira, 25 de julho de 1985. Rock Hudson é admitido de urgência no hospital norte-americano localizado em Neuilly depois de ter passado mal em seu quarto no Ritz. A notícia se espalha tão rapidamente que o assessor de imprensa é obrigado a revelar: o ator tem aids. Fora diagnosticado um ano antes nos Estados Unidos. A estrela hollywoodiana, cuja homossexualidade acabava de ser descoberta, estava em Paris com a última esperança de ser curado. Sem mais tratamentos a lhe propor, os médicos norte-americanos mencionaram um procedimento criado pelos franceses. Para ele, como para tantos outros, o antirretroviral HPA-23 é uma última luz num céu em que nada mais brilha.

Então, no dia do mal-estar no Ritz, ele era esperado em outro hospital para prosseguir com o tratamento. Quando acordou em Neuilly, revelou sua soropositividade à equipe que estava cuidando dele. A confissão não permaneceu secreta por muito tempo.

Em poucas horas, o hospital norte-americano e a maternidade se esvaziam completamente em um surto psicótico. A direção do hospital convida o doente a se retirar o quanto antes. Diante do furacão midiático que cai sobre si, Rock Hudson decide voltar aos Estados Unidos. Nenhuma companhia aérea aceita recebê-lo a bordo. Para conseguir voltar para a Califórnia, o ator tem de fretar um 747 só para ele. Quando chega, a mídia dos Estados Unidos transmite incessantemente a notícia da doença. Em especial, os comentaristas se perguntam se ele não teria contaminado outras estrelas da época nas cenas de sexo.

Rock Hudson foi um dos primeiros artistas conhecidos a tornar pública sua doença. Aos olhos do mundo, a aids enfim ganha um rosto: o de uma estrela caída.


Quanto aos estudos clínicos franceses sobre o HPA-23, logo eles seriam abandonados por falta de resultado satisfatório.

# Os outros

Alguns meses depois de ter se recuperado a duras penas da tuberculose, uma pneumocistose obrigou Désiré a abandonar de novo o vilarejo. No hospital, as doenças se multiplicaram. Ele teve candidíase no esôfago e contraiu infecções de micobactérias. O sistema imunológico sobrecarregado era incapaz de resistir.

Minha avó retomou as visitas, o máximo que podia, assistindo, impotente, ao espetáculo terrível do desaparecimento do filho. O corpo magro e pálido afundava pouco a pouco no branco dos lençóis da cama de hospital.

Desapareceu. Desapareceu o menino festeiro e alegre, conhecido no vale inteiro pelas escapadas noturnas. A pele morena se tornava branca, o corpo, antes coberto de roupas sofisticadas e escolhidas a dedo, era puro osso. A alegria, o modo de devorar a vida, tudo o que outrora o havia distinguido do rigor da família, dedicada ao trabalho, ruía junto com o sistema imunológico. Talvez não tardasse o momento da despedida. Custo a acreditar que alguém na família tenha ousado falar sobre isso de peito aberto. Ocupada demais esperando o impossível, minha avó só lhe falava sobre continuar, por sua filha, por sua esposa, por eles, por ele, até finalmente descobrirem um remédio contra sua doença.

Dessa vez, Désiré ficou hospitalizado em uma ala pluridisciplinar, especialmente dedicada aos pacientes com aids. As humilhações que ele vivenciara em outras unidades eram menos frequentes. No entanto, alguns membros da equipe médica acabavam fazendo distinções entre os doentes. Quando os toxicômanos minavam os esforços feitos para ajudá-los, acabavam provocando menos compaixão. As mulheres soropositivas que realizavam o desejo de engravidar, apesar dos riscos conhecidos, também deixavam perplexa grande parte das equipes. Mesmo nas unidades dedicadas aos pacientes com aids, a doença continuava sendo singular. Presa à visão moral que se tinha dela, cercada pelas noções de bem e mal, associada à ideia de pecado. O pecado íntimo de ter desejado viver uma sexualidade livre, de ter tido relações homossexuais, injetado heroína, escondido a soropositividade de seus parceiros, de seus companheiros de seringa, de ter desejado ter um filho quando sabiam estar condenados. Os doentes eram mais culpados que os outros.

O bem, o mal, as vítimas, os culpados, os discursos que cercavam a aids penetravam inclusive na nossa própria família e a dividiam. Minha avó falava em três vítimas da fatalidade: o filho, a nora, a neta. Meu avô permanecia fechado no silêncio. Os estereótipos ligados à doença o sufocavam. Falar sobre a aids exigia mencionar temas cujo vocabulário ele não dominava, não tinha coragem de abordar. Para escapar dessa atmosfera pesada, ele se refugiava no açougue. Pouco importava que os vilarejos que ele continuava a percorrer estivessem desertos, o trabalho era sua escapatória. Quanto ao meu pai, nas profundezas de sua raiva, acho que tinha estabelecido uma distinção fundamental entre uma menina vítima e os pais culpados. Culpados de lhe impor a própria morte, tão precoce, culpados de deixar como herança seu sangue podre.

O poder público demorou para reconhecer a tragédia que estava acontecendo sob as lâmpadas fluorescentes dos hospitais, deixando doentes e familiares à mercê do desespero; somente as primeiras associações tentavam ajudá-los. Foi preciso esperar a segunda metade dos anos 1980, uma eternidade à luz da emergência sanitária, para que o Ministério da Saúde e Assistência Social autorizasse a propaganda de preservativos e a criação de centros de diagnósticos anônimos e gratuitos. O primeiro anúncio na televisão não mencionava nem mesmo as formas de transmissão do vírus. Em 1986, os informes que confirmavam o número enorme de infecções nos usuários de drogas ficariam empilhados em cima da mesa de Michèle Barzach, a ministra da Saúde do governo Jacques Chirac. Eles tratavam das práticas de risco. Constava nesses folhetos, por exemplo, que às vezes uma seringa era compartilhada por várias dezenas de pessoas. Essa constatação preocupante levou à lei de 1987 que liberou a venda de seringas. No ano seguinte, seriam criados Centros de Informação e Cuidados da Imunodeficiência Humana (CISIH) nos estabelecimentos hospitalares. O objetivo era coordenar, nas unidades especializadas, um tratamento global, médico-psicossocial, dos doentes. Assim, seriam implementadas pequenas unidades com uma equipe de profissionais preparados.

No hospital Archet, apesar do aumento inevitável de novos pacientes contaminados, apesar das inúmeras e constantes mortes, a equipe demonstrava a maior humanidade possível. Alguns desses auxiliares de enfermagem, enfermeiros e médicos tinham chegado naquela unidade ao fim de seus estudos, um pouco por casualidade. Outros tinham escolhido trabalhar ali por convicção pessoal, às vezes depois de perder alguém próximo que queriam ter ajudado mais. Quando as mortes eram muito seguidas umas das outras, quando muitos doentes ficavam agitados demais, angustiados demais, alguns membros da equipe desmoronavam discretamente no vestiário, quase jogando a toalha.

Para meus avós, essa unidade do hospital, tão distante do vilarejo e de suas fofocas, era como um parêntese. Uma pausa durante a qual não precisavam mais mentir, nem salvar uma reputação que não tinha mais nenhum sentido. Depois de ter passado uma vida inteira a posar de pessoas respeitáveis no interior, aqui se viam próximos de completos desconhecidos. Homossexuais, toxicômanos, hemofílicos e suas famílias. Pessoas que nunca na vida teriam oportunidade de encontrar. Desconhecidos passando pelo mesmo sofrimento. Desconhecidos dos quais, de repente, tínhamos ficado mais próximos do que de alguns membros de nossa própria família. Desconhecidos que espelhavam, em cada traço, nossa própria desgraça. Só com eles minha avó conseguiu se libertar um pouco da negação, da solidão. Assim como ela, chegando e saindo nos horários de visita, encontrando-se diante da mesma máquina de café, esforçando-se para segurar a barra com diagnósticos cada vez mais críticos, essas famílias eram as únicas capazes de entender um pouco. De tanto se encontrarem no corredor da unidade, cumprimentavam-se em silêncio, com um olhar respeitoso. Esses outros "nós" também estavam afônicos, asfixiados por anos de vergonha, humilhações e sofrimento que nunca nenhum fármaco curaria.

# Ciclosporina

Na terça-feira, 29 de outubro de 1985, às 16 horas, três médicos do hospital Laennec dão uma coletiva de imprensa em Paris. O evento é explosivo, ainda mais porque foi organizado pelo Ministério da Saúde e Assistência Social. Nele, estão reunidos dezenas de jornalistas da televisão, do rádio e do impresso. Em um anfiteatro lotado, os três médicos explicam que administrando ciclosporina obtiveram resultados promissores em doentes com LAV. Trata-se de um remédio usado para reduzir os riscos de rejeição em transplantes de órgãos.

Por mais surpreendente que possa parecer, a ideia é atacar o que resta do sistema imunológico dos pacientes. Esse tratamento com imunodepressores foi experimentado na semana anterior, com sucesso, em duas pessoas: um homem de 35 anos e uma mulher de 28. O número de linfócitos T4 desses dois doentes aumentou de forma brusca e evidente.

A informação é transmitida na mesma noite pelos grandes jornais nacionais e pelos canais de televisão.

No Pasteur, assim como no Pitié-Salpêtrière, é difícil esconder o ceticismo. No momento em que é realizada essa coletiva, eles estão trabalhando em uma atmosfera particularmente difícil. No instituto, 70% dos leitos estão ocupados por pessoas com aids. Calcula-se uma média de três mortes semanais. Os leitos liberados são imediatamente ocupados por novos pacientes cujo fim está próximo. No Pitié-Salpêtrière, a afluência é tamanha que acabam mandando de volta para casa os doentes que chegam na recepção com quarenta graus de febre. Por falta de leitos, pedem que retornem quando a febre tiver atingido um grau a mais.

No Pasteur, já em setembro de 1983 falava-se em testar a ciclosporina na luta contra a aids. Em colaboração com os colegas norte-americanos e os do hospital Saint-Louis, David Klatzmann e os pasteurianos tentaram observar in vitro o efeito da ciclosporina sobre os linfócitos T4 infectados pelo vírus. Eles não levaram adiante essas pesquisas por falta de resultado satisfatório.

David Klatzmann fica chocado com a coletiva. Além de contradizer as próprias análises, os três médicos do Laennec parecem tomar como base resultados muito frágeis. Não apenas o medicamento foi administrado somente em dois adultos, como faz só uma semana que o tratamento começou. Por que comunicar com tanta pressa? Como é possível que o próprio governo, por meio de sua ministra da Saúde, dê tal crédito a esse experimento?

Klatzmann e seus colegas nunca saberão.


Alguns dias depois desse anúncio, os dois pacientes tratados com ciclosporina morrem. Com eles sucumbem as esperanças de inúmeros doentes e suas famílias, que, nesse clima mórbido, tinham se apegado às promessas fantasiosas de três médicos imprudentes.

# Chumbado

Nas últimas semanas de vida, Désiré estava bastante consciente do que o aguardava. Os tratamentos serviam apenas para aliviar a dor. Ele já tinha visto gente demais morrer ali para ignorar que estava chegando ao fim de sua queda.

As visitas eram cada vez mais raras, com exceção de Louise e Brigitte, que se revezavam. Émile ia às vezes no domingo à tarde. Meu pai nunca ia ao hospital, independentemente do estado do irmão. A maioria dos amigos de Désiré também não. Não tinham pressa para ver o espetáculo do destino que os aguardava. No vilarejo, alguns nem sequer sabiam que ele estava doente, graças ao bloqueio da minha avó. Apenas os mais próximos sabiam.

Quando Brigitte queria reanimá-lo, meu tio esmorecia: "Dessa vez, eu não vou melhorar. Não me incomodo tanto por mim, é mais pela Émilie. Eu queria que ela tivesse pai pelo menos até os dezoito anos. Se ela não existisse, há muito tempo eu teria comprado três ou quatro gramas da boa branca e injetado de uma vez. Bum. Fim. Pelo menos não estaria mais aqui, cuspindo meu pulmão fora na frente desses doutores que me olham de esguelha e das enfermeiras que não querem nem encostar em mim".

Désiré era cada vez mais indiferente ao próprio destino, estava muito mais preocupado com o de Brigitte e o de Émilie. Talvez ele esperasse que elas tivessem tempo de receber algum tratamento. Com certeza sonhava em recomeçar a vida com elas, sem a droga, as seringas e a doença.

Os arquivos familiares censuraram o fim da vida do meu tio. A partir de então, tudo o que será dito é que ele morreu numa manhã de abril de 1987, de embolia pulmonar. É o que minha avó respondia quando perguntavam a causa da morte do filho. Ela apresentava uma consequência de sua doença como a única razão da morte. Pouco importava que fosse uma verdade parcial. Para ela, durante muito tempo essa seria a única verdade sobre a morte do filho. Uma verdade absoluta.

A vergonha que minha avó sentiu até aquele dia sinistro não passou com o fim da atividade respiratória, cardíaca e cerebral do filho. Louise logo descobriu que ainda teria de suportar outras humilhações. Primeiro, recusaram-se a vestir o morto com a roupa que seus familiares tinham levado do vilarejo para a ocasião. Pouco tempo antes da morte de Désiré fora promulgado um decreto proibindo a manipulação dos mortos por aids. De qualquer forma, os empregados das funerárias se recusariam a fazê-lo. Meu tio não só deixaria de ser vestido antes de ser enterrado, como não seria maquiado. Não fariam nele nenhuma operação para retardar a decomposição do corpo. As reclamações da minha avó se chocaram, assim, contra a lei. Preso no caixão chumbado, ninguém pôde revê-lo uma última vez. A própria terra evitaria tocá-lo para devolvê-lo ao pó ao qual, em teoria, todos estaríamos destinados.

Minha única lembrança de Désiré é de alguns dias antes de sua morte. É uma cena bastante breve. Ele está acamado em um quarto de hospital aonde nossa avó nos tinha levado: meu irmão, Émilie e eu. Lembro apenas de seu sorriso exausto atrás do bigode, e de um corpo fraco, escondido debaixo dos lençóis. Ainda consigo nos ver conversando um pouco com ele antes de abraçá-lo, um por vez.

Meu irmão me garante que não lembra disso. Sua memória conservou outra imagem, a de um almoço de família na casa dos meus avós. Os adultos não terminam nunca de comer, enquanto as crianças brincam em volta da mesa de centro da sala. Somente Désiré não participa da conversa. O olhar vazio, afundado num grande sofá de veludo; ele não tem mais força nem para comer, é só um corpo presente. Minha avó, que ainda se recusa a reconhecer que ele está condenado, insiste em vão para que coma alguma coisa. Como se isso pudesse revigorá-lo.

Essas duas lembranças dele e os poucos rolos de super-8 são tudo o que nos restou do nosso tio.


Désiré foi enterrado na parte alta do vilarejo, poucos dias depois da morte. Ao sair da igreja, o cortejo serpenteou lentamente até o cemitério. Distantes da família, alguns de seus amigos, atrás de óculos escuros, custavam a olhar o destino que o vírus reservava para a maioria deles.

A nota de falecimento publicada na véspera no *Nice-Matin* não mencionou a causa exata da morte do meu tio. Dizia apenas que os pais, Louise e Émile, a esposa Brigitte e a filha Émilie tinham "o profundo pesar de anunciar a morte de Désiré, com apenas 23 anos, consequência de uma longa doença".

SEGUNDA PARTE

# Émilie

# A estrada

Todos os dias, fizesse chuva, vento ou neve, um velho C15 azul descia pela estrada sinuosa do vale do Var rumo a Nice. Ele voltava tarde da noite. No volante, uma mulher de óculos. Tão pequena que mal conseguia ver o que acontecia na estrada, por cima do console.

Minha avó tinha acordado muito antes do amanhecer para que o açougue estivesse pronto para abrir às sete em ponto. Ao meio-dia, ela ajudara meu pai e meu avô a fechá-lo, antes da reabertura das três e meia da tarde. Sem se permitir nem sequer um minuto de almoço, pegava a estrada no começo da tarde para ir encontrar a neta no Lenval, o hospital pediátrico.

Assim como a avó materna de Émilie, Louise queria estar com a neta todos os dias, sempre que ela era hospitalizada. As duas mulheres honravam as promessas feitas a Désiré e Brigitte. Esses compromissos as impediram de se afundar depois da morte dos filhos. Durante todo o tempo de vida que lhes restava, as duas avós se preocupariam muito mais com a neta do que consigo mesmas. Não eram do tipo de se furtar. Depois de terem cuidado de um filho e uma filha doente por anos, elas tinham uma última luta a travar.

✳

Émilie se parecia com as outras crianças. Frequentava a escola do vilarejo, e nada a distinguia dos colegas. Contudo, ela tinha de ir regularmente ao hospital para fazer consultas de acompanhamento, tirar sangue. Nos primeiros anos de vida, seu estado era satisfatório. Dava margem para a esperança de que ela pertencesse aos pacientes chamados "portadores sãos", aqueles que nunca chegariam a desenvolver a aids. As duas avós a criavam com uma energia inesgotável. Louise ficava com ela durante o período letivo, e a outra avó, durante as férias. Cada uma delas tinha adaptado um cômodo da casa para recebê-la.

No açougue, um cômodo do depósito fora transformado em quarto. Debaixo da escada ficava a entrada de um quartinho abarrotado de bonecas, onde Émilie brincava depois da escola, isso quando ela não descia a toda velocidade a Rue du 4-Septembre, sentada em um skate, com as crianças do bairro. Embora preocupada com a possibilidade de ela se machucar, minha avó não conseguia conter o entusiasmo.

Com o tempo, Émilie passou a ficar cada vez mais cansada. Emagreceu e começou a desenvolver males típicos da doença, que exigiam hospitalizações mais frequentes, mais longas. Assim como acontecera antes com seu pai e sua mãe, aos poucos a menina era afastada da vida cotidiana, de seu vilarejo. Parecia que ela encolhia, enquanto as outras crianças cresciam.

Alguns anos depois do enterro dos pais, os médicos ainda não tinham descoberto um fármaco capaz de eliminar o vírus de suas veias. A história estava se repetindo. A coragem da minha avó dependia dos resultados dos exames e da combatividade da neta, que era distraída com balas, filmes e revistas. Não importava o estado das estradas sinuosas, ou da própria saúde, minha avó não deixava de visitar Émilie um dia sequer. Ela procurava falar sobre o futuro, dizia que Émilie veria o mar, que esquiaria e faria o que mais ela quisesse, prometia tudo o que a fizesse se apegar à vida. Era preciso aguentar, a qualquer custo, até os próximos males, aguardar, esperar pelo remédio. Louise ficava na cabeceira de Émilie até o último minuto permitido, em seguida entrava novamente no carro. Ainda tinha uma hora de estrada pela frente. Setenta e cinco quilômetros de curvas, vales e pedras até chegar ao vilarejo. Ao anoitecer, ela estacionava, exausta, na praça da igreja deserta. Apenas o seu jeito de andar, naquele momento protegido dos olhares alheios, talvez revelasse um pouco o desespero.

# HIV-2

Os pesquisadores franceses notaram rapidamente a capacidade de mutação do vírus. Já em 1983, no hospital Claude-Bernard, Christine Katlama, uma infectologista próxima de Willy Rozenbaum, ficara perplexa diante de um de seus pacientes. Um jovem de origem cabo-verdiana apresentava sinais clínicos que indicavam contaminação pelo vírus da aids. Porém, os mecanismos de testagem da época deram negativo.

Em 1985, ela se junta a Christine Rouzioux e Françoise Brun-Vézinet para reestudar o caso, contando com os avanços nos testes desenvolvidos pelas colegas para esclarecer as coisas. Mais uma vez, apesar dos sintomas cada vez mais claros, os resultados dos indicadores dão negativo.

Em um congresso em Bruxelas, Christine Rouzioux vislumbra uma explicação. Ela assiste à palestra de um colega, Francis Barin, que compartilha sua experiência e suas perguntas. O virologista de Tours desconfia da existência de um segundo vírus em prostitutas senegalesas. Ao voltar para Paris, ela entra em contato com Christine Katlama. Rouzioux acredita que o paciente de Katlama talvez tenha sido infectado por uma segunda variante do vírus, que passou a ser conhecido como HIV, sigla em inglês para "vírus da imunodeficiência humana".

Nesse mesmo ano, a equipe de Luc Montagnier recebe uma ligação de Lisboa. A dra. Maria Odette Santos Ferreira havia deparado com vários casos de doentes provenientes de Cabo Verde e de Guiné-Bissau. Todos apresentavam os sinais clínicos da aids, no entanto, por mais que ela refizesse os testes, os exames de sangue dos pacientes continuavam a dar negativo. Para esclarecer esse mistério, ela é convidada a levar as amostras a Paris em setembro.

No Pasteur, três anos após a descoberta do primeiro vírus, um segundo vírus é isolado a partir dessas amostras. Seu sequenciamento revela um genoma sensivelmente diferente do HIV, como era conhecido até então e com base no qual os testes haviam sido elaborados. Françoise Barré-Sinoussi coloca esse segundo vírus em meio de cultura a fim de estudá-lo de perto. Suas conclusões são categóricas: esse vírus é diferente, mas sem dúvida pertence ao mesmo grupo do HIV. Como o Instituto pressentia, assim como inúmeros cientistas pelo mundo, o vírus evolui. É preciso conceber novos testes capazes de detectar tanto a primeira como a segunda variante. Com o auxílio de Françoise Barré-Sinoussi, Luc Montagnier constata que as pessoas infectadas pelo HIV-2 também desenvolvem a doença.

Pouco depois, Christine Katlama e Françoise Barré-Sinoussi viajam a Cabo Verde para ver in loco a extensão da epidemia. Elas encontram uma precariedade sanitária extrema e infraestruturas médicas frágeis que favorecem a propagação do vírus. Rapidamente, fica claro que o foco principal dessa segunda variante seria a África Ocidental.

Na quarta-feira, 27 de janeiro de 1988, o CDC de Atlanta anuncia que um primeiro caso de HIV-2 foi detectado em Newark, Nova Jersey. Trata-se de uma mulher proveniente da África Ocidental.

# A escola

Mesmo que a saúde a obrigasse a ficar de um lado para o outro, entre a escola e o hospital, Émilie sempre frequentou a escola do vilarejo. Nas fotos daquela época, ela posa feliz em meio às outras crianças. Na sala de aula, todos eram compreensivos com ela. Cuidavam para que permanecesse integrada ao grupo, apesar das ausências repetidas. Seu registro escolar incluía um recado dos médicos explicando o que deveria ser feito em caso de ferimento, cansaço ou mal-estar. Nenhum professor cometeu indiscrição alguma a respeito da doença dela. Mas em uma comunidade tão pequena, depois da morte precoce dos pais, o segredo de seu sangue não podia permanecer guardado eternamente.

Quando ela estava na educação infantil, uma mulher fez circular um abaixo-assinado entre os pais das crianças. Ela tinha um filho na classe de Émilie e pedia que a menina deixasse de frequentar a escola. Redigira um documento explicando que, dessa forma, todos os riscos de contaminação seriam evitados. Naquele ano, o professor deles era também o diretor da escola. Ele não cedeu a nenhuma pressão. Garantiu que Émilie não colocava em risco a segurança de ninguém, que ela tinha direito de estar naquela classe com os outros alunos. Nunca contaram à minha prima essa vontade de excluí-la da escola. O episódio escandalizou meu pai e meus avós. Foi ali que eles descobriram quão difícil seria proteger Émilie nos anos posteriores.

No ensino básico, colegas com quem desde sempre ela brincava se distanciaram bruscamente. Os pais haviam conversado sobre o assunto na frente dos filhos, e eles excluíram Émilie das brincadeiras. Quando ela insistiu para retomar seu lugar no grupo, disseram que ela tinha aids, que não queriam saber dela porque era contagiosa. Minha prima não entendeu o que aquilo tinha a ver com ela, e ainda por cima só ouvira falar naquela doença pela televisão. Os colegas fizeram questão de explicar. Era uma doença grave, até mortal, que sua mãe e seu pai tinham contraído ao se drogar. Eles tinham morrido de aids e transmitido a doença para ela antes de morrer. Em pânico, Émilie admitiu que sempre ficava doente, que precisava ir ao hospital para fazer tratamentos, mas nada disso tinha a ver com aids. Como sempre diziam em casa, logo ela estaria curada. Apesar de suas contestações, naquele dia nenhuma criança quis acreditar no relato inventado pela família dela para tornar a história mais suportável.

Émilie voltou para a casa da avó aos prantos e lhe contou o que tinha acontecido. Uma raiva inominável invadiu Louise. Quando, com a ajuda de muitos eufemismos, a neta se tranquilizou, ela pegou o telefone. A lista telefônica reunia em uma página e meia os contatos de quase todos os moradores do vilarejo. Antes mesmo que a neta tivesse secado as lágrimas, Louise ligou para os pais dos colegas de classe de Émilie para exigir desculpas. Ela urrou, ordenou que viessem explicar à neta que eles estavam todos enganados, que ela não era contagiosa, que ela não tinha aids e que logo estaria curada.

Algumas horas depois, várias famílias constrangidas compareceram à porta. Era o último combate da minha avó: proteger sua neta da realidade. Ela era impotente diante do avanço inevitável da doença, continuava lutando somente para preservar o que ainda podia ser preservado: as aparências de uma vida normal para Émilie.

# HIV 87

Em julho de 1987, o estudo clínico HIV 87 começa em Paris. Conta com 1650 pacientes e pretende analisar a eficácia e a toxicidade de um medicamento muito aguardado, o dietilditiocarbamato de sódio.

Em 1983, o estudo INIT 83 consistira em administrar esse medicamento, também conhecido como Imuthiol, em seis pacientes. Os primeiros resultados foram promissores. Testes com grupos cada vez maiores de pacientes foram feitos na Europa e nos Estados Unidos.

O estudo HIV 87 é o mais ambicioso deles. O Imuthiol é administrado uma vez por semana, durante dois anos, em voluntários soropositivos. Ao longo de toda a pesquisa, os cientistas observam três critérios: a progressão clínica da doença, a mortalidade e a evolução dos linfócitos T4. Como sempre, metade do grupo de pacientes recebe placebo.

Em 27 de março de 1991, os resultados de um estudo conduzido pelo professor Evan Hersch, considerados promissores, são publicados no prestigioso *Journal of the American Medical Association*. No mundo inteiro, a imprensa dá a notícia. Logo em seguida, o laboratório Pasteur-Mérieux anuncia que o Ministério da Saúde francês lhe concedeu autorização para distribuir o medicamento que concentrava então todas as esperanças.

Mas, quatro meses depois, apesar dos primeiros índices apresentados pela revista norte-americana, no fim das contas o risco de progressão da doença se revela superior nos pacientes tratados com Imuthiol do que naqueles que recebem placebo. Não é constatada diferença significativa quanto à evolução do número de linfócitos. A decepção é ainda maior considerando que o estudo visava acompanhar os doentes por um período relativamente longo.

Em 23 de julho de 1991, o Pasteur-Mérieux anuncia unilateralmente, por meio de um comunicado de imprensa, sem avisar os médicos e os doentes, que a distribuição do remédio estava suspensa. No dia seguinte, a associação Sida Info Service recebe uma avalanche de ligações de pacientes preocupados com os efeitos potencialmente nocivos do medicamento que tomaram durante meses. Frustradas as expectativas que o Imuthiol tinha gerado neles, os doentes e suas famílias sentem-se abandonados. Entre as associações de luta contra a aids que se revoltam, uma se mostra particularmente ativa, a Act Up Paris, criada dois anos antes por Didier Lestrade, inspirada na Act Up Nova York. A associação lamenta que nenhuma coletiva de imprensa aberta aos jornalistas e aos representantes das associações tenha sido organizada para explicar essa suspensão brusca do Imuthiol.

A surpresa é ainda maior visto que os estudos com o medicamento, cuja eficácia nunca fora comprovada in vitro, duraram quase oito anos. Oito anos de espera, dúvidas e esperanças vãs cristalizam o sofrimento de pacientes cujo desespero é interminável.

# Silêncio

Na família, assim como tinham ocultado a doença de Désiré, não falavam da doença da filha dele. Com seus pais agora adormecidos para sempre, ninguém nunca nomeava o mal que percorria as veias de Émilie. Claro que todos pensavam nisso diariamente, com o olhar perdido, à luz de uma janela. Em silêncio, temia-se o futuro. Faziam de tudo para improvisar respostas a cada uma das perguntas da menina. Perguntas cada vez mais insistentes à medida que ela crescia, que o vírus acordava. Ao olhar para as fotos dos pais em cima dos móveis do quarto, Émilie começava a formular questões precisas. Apesar de sua vontade de entender e dos rumores que circulavam na escola, a família se mantinha firme.

Sábado à noite, eu e meu irmão às vezes íamos dormir na casa dos nossos avós, quando nossos pais saíam para jantar com amigos. Minha mãe nos deixava no açougue no fim do dia. Assim que a loja fechava, ela saía com meu pai. Enquanto nós nos divertíamos com Émilie no depósito, minha avó preparava o jantar e meu avô fazia a limpeza para a reabertura no domingo de manhã.

Jantávamos na cozinha adaptada nos fundos da loja com meus avós e Émilie, contente por ter um pouco de companhia. Depois da refeição, íamos a pé até o "estoque", a casa dos meus avós. Antes de nos enfiarmos debaixo das cobertas e adormecermos vendo um filme da Disney, aproveitávamos o caminho para admirar as estrelas. Muitas vezes, Émilie apontava para duas das mais brilhantes. Dizia que eram seus pais, que nos observavam lá de cima. Quando eu dizia que aquela teoria não batia com o que tínhamos aprendido na escola sobre as estrelas e o sistema solar, minha avó confirmava a versão de Émilie. Era o mito da família sobre a história dos pais dela. Tinham lhe dito que eles haviam adoecido jovens e se juntado às outras estrelas que ficam em cima das montanhas negras no azul das noites de verão.

Um dia, quando eu, meu irmão e um amigo brincávamos de cuspir de uma ponte que cruza o rio, surgiu o assunto da nossa prima. O amigo perguntou se nós sabíamos que ela tinha aids. Fiquei revoltado com a indagação. Não era a primeira vez que eu escutava aquela palavra, mas ela estava sempre associada a homossexuais e toxicômanos. Minha resposta foi categórica, minha prima não era homossexual nem drogada. Ela não tinha aids. Preguei o sermão familiar: tratava-se de uma doença grave que seria curada. Percebi certo constrangimento no olhar do meu amigo. Ele não acreditava em mim, e ainda por cima parecia sentir pena e angústia pelo fato de eu ser um dos últimos a crer em minha própria história.

Ao chegar em casa, fui direto para a cozinha contar aquela conversa estranha para a minha mãe. Depois de um longo suspiro, ela descansou a faca de cozinha e, sem desviar os olhos da mesa, respondeu-me que sim, Émilie tinha aids. Mas, mesmo que fosse verdade, não era para contar a ela em hipótese alguma. De nada serviria que soubesse agora, depois de todos esses anos de batalha. Isso só a assustaria, a deixaria desesperada. Era preciso que ela continuasse lutando, que não se rendesse. Era o tipo de doença que nos consome mais rapidamente se nos entregamos. Respondi a minha mãe, como tinha feito alguns minutos atrás a meu amigo, que minha prima não poderia ter contraído aids naquela idade, porque ela não era homossexual nem drogada. Isso não fazia nenhum sentido.

Émilie tinha se contaminado por meio dos pais dela. Foi o que minha mãe me explicou. Désiré e Brigitte se drogavam com seringas. Eles tinham sido contaminados com as seringas. E, quando Brigitte adoeceu, ela transmitiu a doença para Émilie.

Em três frases, minha mãe me legava a parte que me cabia do fardo da família. Essas respostas trouxeram com elas enxurradas de perguntas que eu não podia fazer. Ela estava exausta pelo que acabara de revelar. Minhas lembranças ganhavam outro sentido: a magreza de Brigitte, as últimas vezes que a tínhamos visto no vilarejo, a magreza de Désiré nas fotografias de família, a mandíbula crispada do meu pai quando falava sobre Amsterdam, a preocupação da minha mãe quando Émilie se machucava brincando no jardim, sua angústia ao ver o sangue que escorria, seus machucados que tinham de cicatrizar a todo custo.

# Concorde

Em 1987, um estudo norte-americano demonstra a eficácia do AZT nos pacientes em estágio avançado de aids. Mas, na França e na Inglaterra, há dúvidas quanto à ação desse fármaco, especialmente nos soropositivos ditos assintomáticos, aqueles que ainda não desenvolveram a doença. É verdade que o estudo mostra um claro aumento do número de linfócitos T4 na maioria dos pacientes. Mas faltam distância e análises quantitativas para avaliar, no longo prazo, o êxito do AZT quanto à mortalidade dos doentes.

Em 1988, pesquisadores franceses e ingleses começam um estudo inédito, o Concorde, com o maior grupo de pacientes selecionados até então para avaliar o medicamento. O Concorde pretende estudar a evolução da infecção do HIV em 1749 pessoas soropositivas de hospitais franceses e ingleses. O objetivo é testar os efeitos do AZT num período longo. Esse projeto colossal vai durar mais de cinco anos.

Os norte-americanos olham com desdém para o estudo europeu, baseado em metodologia lenta e indicadores que eles julgam obsoletos.

Nos laboratórios franceses e ingleses, dois grupos de pacientes são formados. Em fase assintomática, os do primeiro receberão zidovudina, isto é, AZT, e os do segundo, placebo. Se a manifestação da doença for comprovada em um paciente, a ele será administrada a zidovudina, independentemente do grupo ao qual pertença.

Em 2 de abril de 1993, a revista *The Lancet* publica os resultados do Concorde. Eles indicam o fim de uma dúvida na qual se refugiavam as esperanças de muitos doentes. Os números são implacáveis: depois de cinco anos de tratamento, apesar do aumento considerável no número de linfócitos T4 no sangue dos doentes, morreram 8% das pessoas do primeiro grupo, que tinham sido tratadas de imediato com AZT, e 7% das que estavam no segundo grupo, medicadas mais tardiamente. O veredito é claro: ausência de benefício significativo nas pessoas assintomáticas que foram tratadas precocemente. Ao contrário da ideia corrente, o AZT prescrito antes do desenvolvimento da doença não desacelera a evolução do vírus e não prolonga a vida. Acima de tudo, são confirmados os efeitos tóxicos do fármaco. A imagem de medicamento milagroso se desfaz.

O Burroughs Wellcome, que tenta questionar a seriedade do Concorde, vê o valor de suas ações despencar em poucos minutos.

Na França, a indignação é ainda maior porque quem alerta cerca de 14 mil franceses tratados com AZT é a mídia, que transmite a informação do *The Lancet* antes que a ANRS, a agência nacional de pesquisas sobre a aids, tenha tempo de emitir qualquer comunicado.

Depois dos sucessivos fracassos do HPA-23 e do Imuthiol e sua suspensão precipitada do mercado, o desespero aumenta.

# O impasse

Foi no ano do décimo aniversário de Émilie, em 1994, que aconteceu a mudança temida por toda a família. O vírus adormecido não despertou do dia para a noite. Fazia muitos anos que suas investidas eram cada vez mais violentas e constantes. Mas foi no início desse curto decênio de vida que ele ganhou mais força.

A equipe médica estivera até então satisfeita com os resultados das prescrições de AZT. Sem fazer promessas, os relatórios mostravam certa eficácia do medicamento. O fármaco parecia estar preservando o sistema imunológico de Émilie. Mas por fim, tanto na minha prima como em muitos outros, a zidovudina deixou de fazer efeito.

Os médicos disseram à família que não existia nenhum outro tratamento. A única coisa a ser feita era aliviar os sofrimentos da criança. Chegava-se ao fim do impasse, os médicos diante dos familiares, os familiares diante da menina. A família não sabia grande coisa de virologia, mas todos entenderam bem. Era a terceira vez que aquela tragédia acontecia entre eles. Pouco importava a evolução das pesquisas, Émilie estava destinada à mesma sorte de seu pai e sua mãe.

Precisavam, então, encontrar um motivo para lutar com ela, um motivo para acreditar. Não tanto porque deveria existir algum na galáxia, mas porque não havia escolha. A situação pedia que esperássemos num universo sem esperança, planejássemos num mundo sem futuro, lutássemos num mundo sem vitória. Estávamos condenados a isto: agir em vão. Ninguém se eximiu. Todos se mostraram heroicos, mas não no sentido que os filmes norte-americanos dão ao termo. Cada um representou até o fim seu papel de personagem modesto, impotente, em uma intriga absurda, sem objetivo. Um mundo onde não havia mais nada a ser salvo. Minha avó nunca esteve tão presente junto da sua neta. Meu avô também ficava ao lado dela o máximo possível, desistindo das rondas que até ali tinham lhe permitido que aguentasse o tranco. Meus pais, meus tios e minha tia, um por vez, desciam a Nice depois do trabalho para ficar com a menina. No quarto de hospital, todos se esforçavam para incentivá-la a comer e a falar sobre o futuro. Voltavam para o vilarejo tarde da noite, mortos de cansaço e de desespero. Todos eles, assim como a equipe médica e os amigos próximos, tinham apenas uma certeza, a da derrota.

Impressionados com a doença dela, meu irmão e eu nos recusávamos a ir visitá-la. Nossos pais ficavam divididos. Eles queriam ao mesmo tempo nos proteger e permitir que Émilie visse os primos de novo. Por um tempo, meu pai achou um jeito de nos obrigar. Todo domingo, nos convidava para ir com ele ao cinema em Nice. Como no vilarejo só havia uma sessão por semana, em geral para adultos, a proposta era bastante tentadora. Quando, terminada a sessão, nosso carro saía do estacionamento subterrâneo, ele nos dizia que tínhamos de aproveitar a ocasião para ir visitar nossa prima. Não havia mais como escaparmos da armadilha de seu velho Ford, que percorria a Promenade des Anglais até o hospital. No elevador, que subia lentamente, eu procurava os olhos do meu pai para persuadi-lo. Implorava para que desistíssemos.

Com o passar das semanas, meus pais entenderam quanto a situação também era difícil para nós. Passaram a não nos obrigar mais a visitar nossa prima. Mesmo assim, às vezes meu pai nos levava ao cinema antes de tomar o caminho do hospital. Quando chegávamos à ala de Émilie, ele nos autorizava, com um suspiro de decepção, a ficar esperando na frente dos elevadores. Então entrava em um quarto do qual só víamos a porta, alguns metros adiante. Durante todo o tempo da visita, mantínhamos o olhar envergonhado fixo nos nossos tênis.

Na última vez em que estivemos no hospital, lembro de termos encontrado a avó materna de Émilie. Ela acabava de sair do quarto para deixar a neta conversar com o tio. Surpresa de nos ver ali, nos pediu, assim como meu pai havia feito antes dela, para entrar no quarto da nossa prima. Lembro de dois garotos ainda mais intimidados do que diante do pedido do pai, negando com a cabeça, mudos e encurralados contra a porta do elevador.

No caminho de volta, ninguém falava nada. Aproveitávamos a estrada para escutar estações de rádio que não pegavam no vilarejo. Às vezes, um antigo esquete de Coluche arrancava do meu pai a risada que enfim nos libertava: "Puta, como ele é besta!".

A frequência se perdia quando nos aproximávamos dos desfiladeiros e o silêncio voltava a imperar. Agora só conseguíamos ver a noite escura e os postes de luz espalhados pelos blocos escuros das montanhas. Para romper o mutismo em que mergulhávamos, eu perguntava ao meu pai algo sobre uma luz no console ou sobre o nome de um vilarejo cujas luzes despontavam ao longe. As frases se prolongavam conforme as perguntas eram feitas. Ele nos explicava o funcionamento de um carro e acabava falando sobre as lembranças de juventude, quando acompanhava o pai nas rondas de caminhão. Suas palavras nos acalentavam. Nós o escutávamos, a cabeça apoiada na janela. Aquele tipo de conversa era nossa maneira de retomar o contato, de recuperar a simplicidade da vida depois de termos enfrentado algo que se parecia terrivelmente com a morte.

Com a degradação da saúde de Émilie, cessaram suas idas e vindas entre o vilarejo e o hospital. Ela não saía mais do Lenval, nem para os grandes eventos, as festas de família, os aniversários. O hospital pediátrico tinha se tornado seu último território, sua casa, sua escola, seu universo inteiro. Um universo minúsculo, com janelas pelas quais ela divisava o trânsito na Promenade des Anglais, os pedestres despreocupados e o mar profundamente azul mais além. O mundo continuava seu curso, mas agora ele lhe era inacessível e indiferente.

Um dia, quando ainda questionava a família sobre a causa de sua doença, ela disse baixinho, suspirando, que, se seus pais não tivessem feito "besteiras", ela nunca teria de passar por tudo aquilo. O que será que ela realmente entendeu? Tudo, sem dúvida. Ela deve ter se lembrado do que escutara na escola e nas ruas do vilarejo. No recato do quarto hospitalar, todas essas histórias acabaram emergindo.

Como qualquer forma de tratamento com fim terapêutico havia sido abandonada, davam a Émilie cada vez mais substâncias para ajudá-la a suportar os sofrimentos. Seu rosto inchava por causa de algumas delas. Eram tantos os remédios que tomava que ela perdeu o pouco de apetite que lhe restava. Ela emagrecia cada vez mais.

Émilie sempre pedia para ver os primos que não vinham mais. Os menores corriam o risco de introduzir no quarto uma doença insignificante que para ela seria fatal. Os maiores, apesar dos pedidos insistentes dos pais, ficavam petrificados com a ideia de ver nela apenas o fantasma da prima que tinham conhecido.

# Delta

No começo dos anos 1990, são investigados tratamentos mais eficientes que o AZT, que provoca pesados efeitos colaterais. No mundo inteiro, cientistas aproveitam a introdução de novos fármacos no mercado para testá-los contra o vírus. Depois dos resultados do Concorde, que acabaram com as esperanças dos doentes, esses estudos clínicos são muito esperados.

A despeito disso, o AZT não é abandonado. Apesar dos efeitos adversos, o medicamento provou que era capaz de aumentar os linfócitos T4 dos pacientes e conservar, de maneira transitória, o sistema imunológico. Portanto, continuam a prescrevê-lo, mas em quantidades menores. As doses até então recomendadas, por falta de estudos prévios, eram altas demais, multiplicando os efeitos colaterais sem aumentar os benefícios para os doentes. Procura-se, agora, associá-lo a outras substâncias a fim de preencher suas lacunas.

É nesse contexto que Christine Katlama, com a ajuda de colegas do hospital Pitié-Salpêtrière, experimenta uma associação do AZT com o 3TC. Este último fármaco está prestes a ser abandonado pelo laboratório Glaxo Wellcome (fusão dos laboratórios Burroughs e Glaxo). Ele não produz efeitos notáveis nos linfócitos T4. No entanto, depois de um primeiro ensaio in vitro nos laboratórios da instituição parisiense, os resultados são evidentes. Em cultura viral, a associação AZT-3TC surte efeito. Christine Katlama é partidária de estudos clínicos relativamente flexíveis para economizar. Ela consegue convencer a Glaxo Wellcome a não abandonar a produção de 3TC a fim de realizarem uma pesquisa de envergadura com pacientes voluntários.

Ao fim de seis meses de tratamento, a mortalidade dos doentes diminui e seu estado de saúde melhora discretamente. Quando a jovem infectologista apresenta esses resultados em um congresso em Glasgow, percebe no olhar do auditório uma luz de esperança.

É nesse mesmo período que começa o estudo Delta. Jean-Paul Lévy e Maxime Seligmann assumem a direção da pesquisa que junta a ANRS francesa com o Medical Research Council inglês. Aqui também se trata de associar o AZT com outro fármaco, o ddI ou o ddC, em mais de 3 mil pacientes, doentes positivados ou assintomáticos.

O primeiro grupo, batizado de Delta 1, tem 1083 pacientes chamados de naïfs, pois nunca haviam sido tratados com o AZT. O segundo, Delta 2, tem 2131 pacientes não naïfs, isto é, que já usaram o antirretroviral. Depois de 26 meses de tratamento, os resultados expostos no dia 13 de setembro de 1995 são tão eloquentes que o comitê diretivo, considerando-os suficientes, recomenda a suspensão imediata da pesquisa.

Logo de cara, observa-se forte tendência à interrupção do tratamento em cada um dos grupos. Sozinho, o AZT já era um medicamento particularmente pesado com relação aos efeitos colaterais. Quando associado a uma segunda substância, é ainda mais difícil de os pacientes suportarem os efeitos. Quase dois terços abandonaram a pesquisa no meio do caminho, a maioria por vontade própria. Contudo, observa-se claramente no grupo Delta 1 que a mortalidade diminui entre os que conseguem continuar com a terapia dupla. A mortalidade parece recuar em 38% dos casos. No grupo Delta 2, os resultados são muito menos satisfatórios. Tanto em termos de mortalidade como de duração de vida dos pacientes, não é constatada quase nenhuma vantagem da terapia dupla nos doentes que já tinham usado o antirretroviral.

O estudo Delta, assim como o do Pitié-Salpêtrière, atesta a importância da prescrição do AZT em associação, no lugar da monoterapia. Pela primeira vez, estudos robustos confirmam que uma associação da zidovudina com outro fármaco retarda as complicações ligadas à infecção e prolonga sensivelmente a expectativa de vida dos pacientes.

# Deus Pai

Não sei se algum dia minha mãe chegou a acreditar em Deus. Não acho que ela tenha conseguido. Sua escassa parcela de fé se chocou contra a realidade do mundo. Na verdade, fomos eu e meu irmão que pedimos para ser inscritos no curso de catecismo semanal que o padre do vilarejo dava na hora da refeição na escola. A maioria dos nossos colegas participava e ficávamos um pouco sós no pátio.

Lembro-me das lições que seguiam sempre o mesmo esquema. O padre começava narrando um trecho da Bíblia ou uma história religiosa, e em seguida distribuía um desenho para a gente colorir, alguma coisa que ilustrava o relato. Certa vez ele nos falou de Lourdes. Essa fonte milagrosa nos maravilhou sobretudo porque parecia estar ativa a algumas poucas centenas de quilômetros de casa.

Nessa mesma noite, quando minha mãe chegou do trabalho, corri em sua direção. Contei-lhe a história daquela gruta onde havia uma fonte, situada em uma cidadezinha dos Pireneus chamada Lourdes. Aquela água tinha o poder de curar doenças incuráveis. Pessoas chegavam de muletas e saíam correndo. Minha mãe parecia distraída enquanto me ouvia, arrumando as compras nos armários da cozinha. Foi quando eu sugeri que levássemos minha prima para ser curada que ela perdeu a paciência. Respondeu que Émilie tinha bebido litros e litros de água de Lourdes. Que sempre que alguém do vilarejo ia para lá por algum motivo lhe trazia uma garrafa de plástico em forma de Virgem, cheia daquela água, e que isso nunca tinha servido para nada. Era uma estupidez.

Abaixei a cabeça e voltei para as minhas lições. Ela me interceptou no corredor para se desculpar pela irritação. Era uma ideia louvável e gentil, mas já tinham tentado. Acrescentou que tinha sido amável eu sugerir aquilo.

Na minha infância, eu sempre escutei minha mãe dizer que não era o momento de lhe falar em Deus, que toda a devoção do mundo não tinha mudado em nada a agonia do meu tio, da minha tia e da minha prima. Dizia que, se existisse um Deus em algum lugar, ele jamais teria deixado que aquilo acontecesse. O único momento em que ela infringia essas considerações era nos enterros, quando a tristeza a levava a uma espécie de misticismo que lhe era próprio. Uma noite, em frente à televisão, ela chamou o papa de "idiota". João Paulo II acabava de desaconselhar o uso de preservativo, em plena pandemia de aids.

Porém, no último verão da minha prima, ela nos acordava às nove horas da manhã todo domingo. Pedia que fôssemos à missa e rezássemos por Émilie. Dizia que sem dúvida era inútil, mas que agora não havia mais nada a ser feito.

# Transmissão materno-fetal

Os primeiros estudos franceses sobre as mulheres grávidas soropositivas começam em 1987. Os mecanismos da transmissão materno-fetal permanecerão por muito tempo enigmáticos aos cientistas e, portanto, difíceis de contornar.

Ao estudar as amostras de sangue de fetos em casos de aborto precoce, poucas vezes se observam sinais de infecção. Desconfia-se, então, que a contaminação se dá no último trimestre de gravidez, e não nos primeiros meses. Pouco a pouco, vão sendo identificadas várias outras ocasiões em que o vírus poderia passar da mãe para o filho: no trabalho de parto, na expulsão e finalmente na amamentação.

No começo dos anos 1990, nota-se que a evolução da doença na criança parece ser diferente conforme o momento da gravidez em que se deu a transmissão do vírus pela mãe. As crianças infectadas por volta do segundo trimestre parecem desenvolver a doença muito rapidamente, enquanto a evolução é bem mais lenta nas que são infectadas no final da gravidez, com a evolução sendo então parecida com a de um adulto.

Os primeiros estudos para entender os mecanismos de transmissão são realizados em ratos. Diversos fármacos são testados a fim de observar a capacidade deles para conter o vírus. Nessa área, os cientistas têm muitas dificuldades para realizar os estudos em seres humanos, por razões tanto técnicas como éticas.

É preciso esperar até os anos de 1991, nos Estados Unidos, e 1993, na França, para que tenha início o estudo ACTG 076/ANRS 024. Na França, ele é realizado sob a égide do Instituto Nacional de Saúde e Pesquisa Médica (Inserm) e da ANRS, e é dirigido pelo professor Jean-François Delfraissy. Na época, o imunologista parisiense trabalhava no hospital Kremlin-Bicêtre, onde se enfrentava uma verdadeira hecatombe. Nesse único estabelecimento, são contabilizados 120 mortos por ano. O clima é pesado.

O protocolo ACTG 076/ANRS 024 consiste em administrar AZT à mãe durante a gravidez e ao filho durante as primeiras semanas de vida. Investiga-se a capacidade do medicamento de impedir o risco de transmissão materno-fetal.

São formados dois grupos com 477 mulheres grávidas. As primeiras são tratadas com AZT, enquanto as outras recebem um placebo. Da mesma forma, ao nascer, apenas uma parte dos bebês tomará AZT.

Os primeiros resultados são promissores. No momento da análise de dados, 364 bebês já nasceram. Os cientistas observam que a taxa de transmissão no grupo tratado com AZT é de cerca de 8%, e de 25% naquele que recebeu o placebo. O fármaco prova sua eficácia em limitar os riscos de transmissão do vírus de uma mulher grávida ao filho. Esses resultados são tão promissores que o comitê de ética decide interromper os estudos com as pacientes que recebem placebo e administrar o medicamento.

Esses dados se tornam públicos em fevereiro de 1994. Imediatamente, a Organização Mundial da Saúde decide desenvolver uma estratégia internacional nessa área.

# Tartarugas Ninja

No fim do verão, já fazia várias semanas que Émilie não saía do quarto no hospital. Deram-lhe, assim, uma autorização excepcional para que ela pudesse voltar ao vilarejo e ver sua família. Émilie não passava de uma sombra de si mesma. Pálida e magra, mal conseguia dar alguns passos sem que tivessem de segurá-la. Mas não reclamava. Parecia resignada com aquele corpo que passou a lhe recusar o que no passado lhe havia concedido.

Nossos pais acabaram aceitando que eu e meu irmão não iríamos mais visitá-la no hospital. Mas, naquela ocasião excepcional, minha mãe não nos deu escolha. A ambulância que transportaria minha prima era aguardada no vilarejo no meio da tarde. Ela nos disse para voltar da piscina municipal às 16 horas em ponto para passarmos um tempo com Émilie.

Não me lembro de ter chegado atrasado uma só vez em minha infância, exceto nesse dia. Meu irmão e eu desviamos intencionalmente a vista do relógio que ficava bem acima da cadeira do professor de natação. Esperávamos chegar tarde demais. Às 16h30, minha mãe por fim apareceu atrás da grade que dava para a rua. Não podíamos mais nos safar. No carro, a caminho de casa, ela mal conseguia conter sua raiva. Insistia na gravidade do momento, lembrando-nos de que se tratava provavelmente de um dos últimos em que estaríamos com nossa prima. Meu irmão e eu tínhamos apenas onze anos, e já nos sentíamos miseráveis.

Émilie estava nos esperando no quarto em que costumávamos brincar. Assim como o corredor do hospital alguns meses antes, o de casa me pareceu interminável. Quando entramos no cômodo, ela esperava com toda a paciência. Olhava para a frente, na direção da televisão desligada.

Em um silêncio perturbador, sentamos ao lado dela. Perguntamos se queria jogar *Tartarugas Ninja*, um jogo da Nintendo que adorava. Desde que ela deixara o vilarejo, nós tínhamos passado várias fases. Porém, os cenários dos últimos níveis não pareciam impressioná-la. Os sons metálicos do console eram nossa única conversa. Meu irmão e eu lhe passávamos o controle para que ela pudesse jogar, mas já não tinha forças. Seus olhos divagavam em desespero pelos pixels chamativos da televisão, sem se comover mais com os mundos que eles formavam. A doença lhe havia confiscado a vida de criança. Tudo o que outrora a cativara ou alegrara agora só provocava suspiros indiferentes.

Cansada de sentir que a observávamos com o canto do olho, acabou perguntando à minha mãe se podia descansar em algum lugar. Minha mãe a levou para o meu quarto, onde ela adormeceu.

Émilie veio brincar uma última vez conosco e, apesar da urgência da situação, fomos incapazes de fazê-la participar da nossa brincadeira. As pessoas, os lugares, os móveis ainda estavam lá, mas se furtavam a ela. Mesmo seus dois primos, com os quais ela tinha passado tantas tardes a descer as ruas do vilarejo, tantas noites a assistir a desenhos animados bobos, só conseguiram refletir a memória de uma vida que lhe escapava.

Quando acordou, pediu à minha mãe que a levasse para a casa dos nossos avós.

# Stalingrado

Em março de 1995, no hospital de Garches, Jacques Leibowitch não sossega. Ele foi o primeiro na França a sugerir que a doença poderia ser provocada por um retrovírus. Conserva seu temperamento impetuoso. Conta a quem quiser ouvir, com um estilo todo próprio, que tinha literalmente soletrado a palavra *retrovírus* para Willy Rozenbaum durante um almoço na Closerie des Lilas. Depois, eles brigaram e ele se aproximou dos norte-americanos, enquanto o colega pedia ajuda ao Instituto Pasteur.

Todos do setor médico concordam: Leibowitch é capaz do melhor e do pior, de grandes ataques de raiva, mas também de fascinantes golpes de gênio. Assim, mesmo que suas fúrias o tenham isolado um pouco da comunidade científica, a inteligência excepcional permitiu que ele progredisse nas pesquisas. Por discordar da maioria dos pioneiros franceses nos estudos sobre o vírus, bem cedo ele renunciou ao grupo francês de trabalho sobre a aids. Contudo, participara da primeira reunião da equipe na primavera de 1982, quando haviam sido registrados somente uns vinte casos de aids na França. Assim como os pasteurianos, ao longo dos anos publicou periodicamente seus resultados e colaborou com a equipe de Robert Gallo. Mas aceitou rápido demais a hipótese de um retrovírus da família do HTLV, enquanto os colegas do Pasteur descobriam um novo retrovírus, o LAV, rebatizado de HIV.

Esse erro inicial não o impediu de ser um dos primeiros cientistas a detectar artesanalmente o vírus em amostras de sangue, sobretudo naquelas destinadas às transfusões, antes que o Pasteur finalizasse o teste Elisa. Assim como os pasteurianos, ele tentou alertar na época o Ministério da Saúde e Assistência Social sobre os perigos que ameaçavam as pessoas que recebiam transfusão de sangue. Hoje, no começo do novo século, ele continua sendo um dos dez profissionais da saúde na França mais atualizados sobre a pesquisa da aids.*

No momento em que são computadas em média três mortes por semana na ala dedicada aos doentes de aids no Instituto Pasteur, Jacques Leibowitch continua a pesquisar na tranquilidade de seu pequeno laboratório no hospital de Garches, no subúrbio de Paris. Protegido da atmosfera dolorosa dos centros hospitalares abarrotados, transformados em verdadeiros morredouros, ele trabalha em uma ideia fixa: aniquilar o vírus com um coquetel de fármacos. Essa ideia foi aos poucos se sedimentando nele, e também em seus colegas; os resultados das terapias duplas indicaram o caminho. Essa linha de pesquisa se transforma em obsessão, ele se recusa a acreditar que não existe arsenal suficiente para derrotar o vírus. Então procura, combina, associa, dosa e avalia incessantemente os medicamentos. E o trabalho não para de aumentar, pois, em meados dos anos 1990, cada vez mais fármacos entram no mercado.

Ele vai se interessar particularmente pelos inibidores de protease, que agem num estágio da reprodução do vírus sobre o qual não tinham conseguido intervir muito. O contexto é mais

---

* Jacques Leibowitch morreu em Massy, na França, em 4 de março de 2020. (N.E.)

favorável. Com a generalização e os progressos realizados no teste da carga viral, em especial graças aos trabalhos de Françoise Brun-Vézinet e Jean Dormont, é possível seguir e avaliar a eficácia de um tratamento de maneira mais precisa e pertinente do que antes, medindo diretamente a quantidade de vírus no sangue dos doentes. Antes dessa inovação, durante muito tempo, a fim de contabilizar os linfócitos T4, os pesquisadores contentavam-se com medir os estragos que ele produzia no sistema imunológico.

Com cerca de vinte pacientes que já desenvolveram a doença, Leibowitch experimenta uma terapia tripla que inclui o AZT, o ddC e o ritonavir, o inibidor de protease do laboratório norte-americano Abbott. Segundo ele, o medicamento mais eficaz dessa família. O imunologista quer sitiar o vírus, declarar-lhe uma guerra impiedosa, então batiza sua pesquisa de "Stalingrado". Dois estudos do mesmo tipo estão sendo realizados nos Estados Unidos.

Os resultados de Stalingrado são impressionantes, ainda mais porque puderam ser observados em poucos meses. Leibowitch, assim como todos os colegas que, entre fracassos e falsas esperanças, vinham há mais de dez anos tentando em vão frear a hecatombe, ficam aturdidos. Custam a acreditar. No entanto, os dados das primeiras avaliações são categóricos: apesar da dureza do tratamento, observa-se na totalidade dos pacientes uma queda espetacular da carga viral. Finalmente.

# O pêndulo

Em meados de outubro, Émilie não parava de sofrer. Meus pais se ausentavam alternadamente para ir visitá-la todas as noites depois do expediente. Só voltavam tarde da noite. No silêncio e na penumbra, contavam as últimas notícias comendo as sobras do jantar. Meu irmão e eu já estávamos deitados fazia muito tempo. Do nosso quarto, não escutávamos com muita nitidez o que era dito na cozinha. Notávamos os sussurros resignados de meu pai e os choros contidos de minha mãe. Quando finalmente eles iam nos dar boa-noite, quase sempre fingíamos estar dormindo, como se quiséssemos nos poupar do desespero deles.

Todos os dias, os clientes do açougue pediam notícias da "pequena". Na saída da missa de domingo, senhoras paravam para dizer à minha avó que o padre tinha falado de Émilie no sermão e que haviam rezado por ela. Na escola, o professor propôs que os alunos da classe dela lhe mandassem desenhos e mensagens reconfortantes.

Foi nessa época que uma mulher do vilarejo telefonou para o açougue. Ela tinha um primo radiestesista. Às vezes, ele curava pessoas que tinham sido declaradas incuráveis. Ela pediu desculpas por incomodar meus avós com esse tipo de coisa em uma situação como aquela. Sabendo da lenta agonia da neta deles, pensou que valia a pena tentar alguma coisa. Explicou à minha avó que era possível o primo fazer o trabalho da casa dele, com fotografias de Émilie, mas que tinha mais chances de conseguir curá-la se a encontrasse.

A família inteira se reuniu para tomar uma decisão. Com certeza, meus pais não deram mais crédito a essa iniciativa do que às velhinhas do vilarejo que traziam água de Lourdes. Mas, se isso pudesse levar minha avó a pensar que ainda lutava por alguma coisa, eles concordavam. Então, meus tios, minha tia e meu pai aceitaram. Um encontro foi organizado alguns dias depois no hospital.

Naquela noite, pouco antes de terminado o horário das visitas, um senhor de cerca de cinquenta anos apareceu no quarto de Émilie. Alguns membros da família que queriam assistir à sessão incomum estavam presentes. Reservaram-lhe uma cadeira ao lado da cama da criança. Depois de explicar sua estranha profissão, ele sugeriu que começassem.

Durante uns dez minutos, ele ficou com a mão sobre o corpo esquelético de Émilie e balbuciou algumas invocações tão baixo que era incompreensível. Com a outra mão ele agitava um pequeno pêndulo dourado. Balançava-o em volta dela. Todos permaneciam mudos e imóveis. Um tempo depois, o homem se calou. Levantou-se da cadeira e rompeu o silêncio com uma voz calma anunciando que tinha terminado.

Ele cumprimentou minha prima, dirigiu-lhe votos de melhora e a felicitou pela coragem que havia demonstrado até ali. Meus avós o acompanharam até o fim do corredor e agradeceram por ele ter se deslocado até Nice. O homem reiterou os votos de esperança. Antes de ir embora, reconheceu que sua ciência estava longe de ser exata, mas que estava decidido a tentar. Ele continuaria o trabalho todo dia de sua casa, graças a uma foto da criança que aceitaram confiar-lhe.

Alguns minutos depois de ele partir, uma enfermeira serviu a refeição a Émilie. Ela comeu com um apetite que não tinha fazia meses. Minha avó estava exultante por vê-la recuperar as forças tão rapidamente.

Apesar dessa suspensão, o estado de Émilie continuou a se degradar de forma inexorável. Nenhum resultado dos exames feitos nos dias posteriores sofreu alteração em função dos poderes magnéticos de um quinquagenário de boa vontade e seu pêndulo de cobre amarelo.

# Washington

Em janeiro de 1996, no congresso de Washington, são apresentados os resultados espetaculares obtidos graças ao emprego da terapia tripla em dois estudos, sendo um deles o de Stalingrado, dirigido por Jacques Leibowitch no hospital de Garches. Esses estudos associaram três substâncias sensivelmente diferentes. O AZT, a ddI e o inibidor de protease indinavir, no caso da pesquisa norte-americana, enquanto a francesa somou ao AZT o ddC e o ritonavir. O objetivo é o mesmo: eliminar o vírus do sangue dos pacientes. Depois de quinze anos de pesquisas, progressos, errâncias, fracassos e esperanças, os resultados são extremamente promissores.

Os comunicados do congresso de Washington anunciam que a carga viral média presente no sangue pode diminuir entre cem e mil vezes nos pacientes que ainda não passaram por nenhum tratamento antirretroviral. Pela primeira vez em uma conferência internacional, esperanças sólidas parecem autorizadas. Logo imaginariam que seria possível bloquear definitivamente a reprodução do HIV no sangue das pessoas infectadas.

Mas resta muito a ser feito, apesar dessa conquista inegável. Em ambos os estudos, mais ou menos a cada quatro pessoas enfermas uma abandonou a combinação medicamentosa, difícil demais de aguentar. Também é preciso testar essas associações em pacientes não naïfs, isto é, que já experimentaram antirretrovirais.

Os médicos se veem diante de dois desafios. Por um lado, é preciso encontrar a combinação mais adaptada para cada paciente, por outro, e ainda com mais urgência, é preciso tornar os novos fármacos acessíveis ao maior número possível de pessoas.

# Novembro

Em um dia de novembro, o telefone de casa tocou no fim da tarde. Meu pai abaixou as portas do açougue antes da hora. Meus pais nos disseram que iam nos deixar na casa de uns amigos para passarmos a noite. Era provável que fôssemos com eles à escola na manhã seguinte. Voltaríamos a nos ver apenas à noite. Insistiram para que nos comportássemos. Émilie não estava nada bem. Eles tinham de ir a Nice para vê-la.

Imagino que meu pai tenha dirigido o mais rápido que pôde, que tenham descido a estrada sinuosa do vale a toda velocidade. Vejo se sucederem as constelações de pequenos vilarejos que brilham na noite, as estradas congeladas resplandecendo, a luz dos faróis. Vejo a bruma, os paredões escuros dos desfiladeiros, e então o céu, enfim, irrompendo na planície.

A barulheira do velho Ford a diesel do meu pai mal dava para cobrir o silêncio angustiante de não chegar a tempo. Ele deve ter deixado minha mãe na entrada do hospital para ganhar alguns segundos.

Mas não foi suficiente. Ficou claro assim que entraram na ala de Émilie. Eles passaram pelos enfermeiros, pelas enfermeiras e pelos auxiliares. Aqueles que não estavam chorando olhavam para os sapatos para demonstrar condolências. Tinha acabado. Chegaram tarde demais para vê-la uma última vez.

Émilie tinha sucumbido. Seu corpo finalmente se entregara. Ela tinha acabado de adormecer rodeada por avós, tios e tias. Os outros membros da família, assim que foram avisados, acudiram durante a noite. Com as mãos nas costas, apoiados timidamente nas paredes do corredor para não atrapalhar a passagem dos médicos e das enfermeiras, eles se revezaram uma última vez junto ao corpo da criança. Por pudor e para não fazer barulho no edifício adormecido, sussurraram palavras reconfortantes antes de, abraçando-se, reprimir o choro.


O vírus tinha ido até o fim de sua lógica absurda. Contradizendo quem gosta de descrevê-lo como um ser esperto, ele tinha destruído o hospedeiro, vencido o sistema imunológico dele. Ele próprio tinha serrado os pilares de um refúgio que agora desabaria sobre si. Frio, o corpo de Émilie se tornara seu impasse, uma rua sem saída. Ele conseguira migrar do pai para a mãe dela, e depois da mãe para ela, mas desde então não tinha encontrado mais nenhum navio para afundar. Quanto tempo sobreviveria nela morta, circulando de um lado para o outro em suas veias? Algumas horas? Alguns dias? Ninguém pensava em fazer essas perguntas lúgubres, a não ser os serviços funerários. Impuseram ao cadáver de Émilie as mesmas precauções exigidas aos dos pais dela.

Depois de todos aqueles anos a cuidar da menina sempre que possível, ninguém aceitava deixar o quarto do hospital. Alguns se recusaram a voltar para o vilarejo sem ela. Com o olhar perdido na janela que dava para a Promenade des Anglais, todos se mantinham prostrados no silêncio. Acima do mar, aguardava-se pacientemente a aurora que viria romper o que restava da noite.

# Loteria

Depois do congresso de Washington, os laboratórios Abbott e Merck, dois dos três fabricantes de inibidores de protease, declaram que não são capazes de produzi-los suficientemente rápido para responder à demanda mundial. Dos dois lados do Atlântico, é enorme o medo de que esses novos fármacos, essenciais para a realização de uma terapia tripla nos pacientes soropositivos, se esgotem. Diante dessa eventualidade, de início o Ministério da Saúde francês se limita a falar em uma "inadequação entre a oferta e a demanda".

Em 26 de fevereiro de 1996, o Conselho Nacional da Aids, solicitado pelo Ministério, recomenda, de maneira provisória e excepcional, que seja feito um sorteio entre os doentes até que os laboratórios possam aumentar a produção. Como era de esperar, essa decisão escandaliza os doentes e as associações. A indignação é enorme, mas relativamente inaudível. Boa parte dos médicos, preocupados com a possibilidade de que alguns departamentos sejam mais bem abastecidos do que outros, permanece calada.

Influenciado pelas associações, o Conselho Nacional da Aids insiste, então, para que o governo francês pressione os Estados

Unidos a fim de conseguir quantidades suficientes de inibidores de protease o mais rápido possível. No meio-tempo, sugere tratamento prioritário aos pacientes com os quadros imunológicos mais delicados. Considera-se, então, reservar os primeiros fármacos disponíveis aos doentes com menos de cem T4 por milímetro cúbico de sangue e, entre eles, àqueles cujos sinais clínicos de evolução da doença sejam mais preocupantes. O governo francês também anuncia que, assim que possível, será comprado dos Estados Unidos o que for preciso para curar os doentes, sem limite de verba. Estima-se que mil novos pacientes por mês poderiam ser tratados.

Dois dias depois, na quarta-feira, 28 de fevereiro, um comunicado do primeiro-ministro Alain Juppé exclui definitivamente o recurso a um sorteio. No final, os fármacos serão disponibilizados em quantidades maiores do que as previstas. A tão temida escassez na França não irá acontecer nunca.

# Novembro (ainda)

Não me lembro de quase nada. Adoraria ter esquecido o pouco de que me lembro. Um caixão branco minúsculo, chumbado como os de seu pai e de sua mãe. Um tamanho de caixão que não deveria existir. Até mesmo o Cristo crucificado na escultura de madeira que fica na entrada da igreja do vilarejo, à esquerda, teve tempo de crescer.

Lembro-me apenas disto, do frio seco de uma tarde de novembro e de uma massa de gente silenciosa que desvia o olhar ao escutar os gritos da minha avó. Nós a carregamos na frente do cortejo, como um soldado ferido que trazem de volta do front. Um dia de derrota.

No vilarejo, nenhum enterro era realizado com indiferença. O de Émilie reuniu uma comunidade inteira. Comerciantes abaixaram as portas, crianças faltaram à escola, artesãos abandonaram as oficinas e empregados tiraram a tarde para ir à praça.

Apesar do frio, foi impossível fechar as portas da igreja naquele dia. Além da família, estavam os mais próximos, os vizinhos, os moradores do vilarejo e muitas pessoas que tinham vindo de Nice. Médicos, cuidadores, responsáveis pelas associações de ajuda às crianças soropositivas, pessoas que mal conhecíamos, mas que conheciam bem Émilie.

Durante a cerimônia, o padre falou de maneira bastante imagética. Seu discurso não tratou de heroína, aids ou AZT. Não. Ele só falou por meio de eufemismos e metáforas. Émilie tinha ido encontrar seus pais que tanto lhe faziam falta, em um mundo sereno onde ela não teria mais que sofrer. Quem poderia acreditar em uma coisa dessas? Se acreditássemos em uma única daquelas palavras, ninguém estaria tão triste.

O padre descreveu a curta vida de Émilie como se tudo tivesse sido minuciosamente decidido por Deus. O mesmo Deus que tinha sido tão solicitado em vão. O Deus que dispensava todos de questionar essa história, que transformava as agonias mais injustas em chamados divinos, os cadáveres fechados em caixões chumbados em almas honrosas que se foram para viver ao seu lado. Somente uma tristeza indescritível e um desespero profundo poderiam levar alguém a acreditar nisso.

Um cortejo enorme acompanhou o caixãozinho branco morro acima. Havia tanta gente no caminho que leva da igreja ao cemitério que ele parecia transbordar. Na hora do sepultamento, mais uma vez foi preciso segurar minha avó, que ainda não aceitava seu fracasso. Delicadamente, restituíram a criança aos seus pais, em uma cripta já bastante cheia. Foram longos os minutos que o mar de gente levou para se dispersar e dar à família o tempo de se recolher.


À noite, depois do enterro, nos encontramos na casa dos meus avós. Procurávamos comer ou beber alguma coisa, reconfortando-nos com as palavras encorajadoras e os sinais de afeto recebidos ao longo do dia. Repassávamos a lista interminável das pessoas que tínhamos visto, os cuidadores que pensávamos ter reconhecido. Anotávamos os nomes em um caderno para não esquecer dos agradecimentos.

Meu pai falava de seus cachorros ao meu avô, enquanto minha mãe sugeria dar soníferos à minha avó. Depois de todos aqueles anos sacrificando-se, só lhes restava cuidar uns dos outros.

A aids tinha acabado com a gente. Agora ela ia destroçar outros corpos, arruinar outros sonhos de vidas simples. Só deixava atrás de si os sobreviventes de uma família aturdida, que tomavam comprimidos incapazes de fazê-los adormecer para esquecer, mesmo que por um par de horas, as lembranças que os assombrariam para sempre.

# Epílogo

# Nobel

No dia 6 de outubro de 2008, Françoise Barré-Sinoussi se encontra no Camboja para participar de uma reunião de trabalho sobre um estudo clínico em torno das coinfecções de tuberculose-HIV. Desde o início dos anos 2000, ela coordena as pesquisas realizadas em cooperação com a França sobre o HIV/aids da Agência Nacional de Pesquisas sobre a Aids e as Hepatites Virais. As discussões já haviam começado quando seu telefone toca. Uma jornalista da Rádio France quer falar com ela, e se surpreende ao conseguir. Logo entende que a cientista não está sabendo, e lhe transmite a notícia. Françoise Barré-Sinoussi acaba de ganhar o Nobel de medicina, com Luc Montagnier, pela descoberta do vírus da aids em 1983 no Pasteur. A pesquisa francesa nessa área finalmente é reconhecida no mais alto grau.

Muitas vozes se levantaram, porém, por não entenderem a decisão de restringir o prêmio a duas pessoas. Por que não houve uma atribuição mais ampla? Estavam pensando em Willy Rozenbaum, Jacques Leibowitch e Françoise Brun-Vézinet, que fizeram soar o alarme quando a doença se manifestou e que recorreram ao Instituto Pasteur; em Jean-Claude Chermann, que dirigia o laboratório no qual Françoise Barré-Sinoussi trabalhava; em David Klatzmann, que foi o primeiro a observar a ação do vírus nos linfócitos T4. Também estavam surpresos que tenha levado tanto tempo para que os cientistas franceses fossem enfim condecorados. Segundo o comitê sueco, aqueles 25 anos tinham sido indispensáveis para que a descoberta fosse apreciada globalmente e no longo prazo.

Em diversos meios de comunicação, Françoise Barré-Sinoussi aproveita a ocasião para relembrar todos aqueles anos de pesquisas, trabalhos, reuniões formais e informais e congressos internacionais dos quais ela participou junto aos colegas franceses e estrangeiros. Contudo, no momento da condecoração, ela lamenta que, apesar dos tratamentos, a epidemia ainda não tenha sido erradicada.

A cerimônia de entrega do prêmio acontece em Estocolmo, em 10 de dezembro de 2008. No discurso, os dois laureados insistem na dimensão coletiva dessa descoberta.

# Tristeza

Ninguém na família nunca mais mencionou essa história.

Em um domingo, alguns meses depois do enterro da nossa prima, enquanto meu pai montava algumas prateleiras na garagem, de repente eu e meu irmão o escutamos urrar insultos e quebrar, uma a uma, com socos e chutes, as pranchas de madeira. Ele nunca chegou a sanar sua raiva. Um dia, abandonou tudo, a família, o açougue e o vilarejo.

Minha mãe, ainda hoje, continua sem falar muito. Depois da partida do meu pai, ela refez sua vida. Daquela época, em sua casa, resta somente um porta-retratos ao lado do telefone, no qual ninguém tem o direito de encostar. Um porta-retratos emoldurando a fotografia de uma menina.

Quanto à minha avó, mesmo que não falasse abertamente sobre aquilo, aconselhou-me muitas vezes a usar preservativos no começo da minha adolescência, chegando até a se dispor a comprá-los para mim na farmácia do vilarejo. Dizia que era muito importante, que não era motivo de vergonha. E então, um dia de manhã, ela acordou cuspindo sangue. O doutor lhe recomendou ir a Nice para fazer alguns exames, que logo deram seu veredito. Ela morreu em poucas semanas. No vilarejo, sempre dizem que, de tanto cuidar dos outros, ela se esqueceu de cuidar de si mesma.

Com a morte de Louise, Émile se viu sozinho com seu cachorro. Aposentado, ele, que conhecera apenas o trabalho, passou a se dedicar completamente à horta, oferecendo legumes e ovos a quem quisesse. Assim como os outros, ele não mencionava a história que tentei contar. Ele só conseguia se expressar distribuindo produtos de seu jardim e piadas cheias de afeto.

Quando começou a perder a visão e a memória, não podendo mais cuidar da horta, ele passou a perambular desajeitadamente pelo vilarejo com seu cachorro. Aproveitava qualquer encontro para conversar. Ele, que tinha conhecido a antiga subprefeitura tão próspera, não mais a reconhecia, com suas ruas desesperadamente vazias e seus estabelecimentos comerciais abandonados. Idoso, vagava em meio aos destroços de um mundo que tinha perecido antes de si. Viam-no com frequência sentado num banco, ao sol. Talvez finalmente tenha encontrado uma forma de paz.

Um dia, pouco antes de morrer, ele pediu que meu irmão o ajudasse a subir os degraus que levavam para sua casa. Na confusão de tempo que o Alzheimer lhe infligia, disse ter mais uma vez encontrado Désiré adormecido na rua. Como não conseguira acordá-lo, pediu ajuda para levar o filho até a cama.

"Ele injetou de novo. Esse aí vai nos atormentar. Você sabia que foi por causa da droga que ele pegou essa porcaria?"

Foram as únicas palavras que atravessaram seu escudo de tristeza.

# Origem

Em 3 de outubro de 2014, um artigo coletivo é publicado na revista *Science*. Uma equipe internacional, dirigida por Nuno Faria, da Universidade de Oxford, afirma ter conseguido rastrear a origem histórica e geográfica da epidemia da aids.

Há vários anos sabia-se que o HIV era uma forma de vírus que migrara dos grandes símios para a espécie humana, provavelmente em um acidente de caça ou diretamente pelo consumo da carne, em algum lugar no sudeste dos Camarões. Foi por essa região que os pesquisadores começaram a seguir a trajetória dele.

Eles sequenciaram os vírus contidos em centenas de amostras sanguíneas coletadas nessa região da África ao longo do século 20 e conservadas em um laboratório do Novo México. Assim, puderam acompanhar ao mesmo tempo a evolução genética do HIV e os deslocamentos geográficos dele. Nos anos 1920, um primeiro indivíduo contaminado teria saído dos Camarões para Kinshasa, no Zaire. Em seguida, a doença teria se espalhado progressivamente para as grandes cidades vizinhas, como Brazzaville, Bwamanda e Kisangani, com a expansão da urbanização, o desenvolvimento dos transportes e as campanhas de vacinação coloniais. A grande presença de trabalhadores haitianos nessa região da África nos anos 1960 talvez explique como o vírus atravessou o Atlântico, e permite, enfim, compreender a participação particularmente maior dessa população entre os primeiros casos registrados no começo dos anos 1980.

No dia em que esse trabalho gigantesco foi publicado, a aids já tinha feito mais de 36 milhões de vítimas pelo mundo.

# Luz

Para encontrar alguma coisa sobre meu tio, é preciso seguir a estrada que acompanha o rio no alto do vilarejo. Quando perguntei à minha mãe se ainda havia na região algum amigo de Désiré, ela me disse que todos tinham morrido muito tempo antes. Menos uma. Achei o nome dela na lista telefônica. Numa noite de inverno, decidi lhe telefonar.

Em uma antiga fazenda lá no alto, o velho telefone toca e, no aparelho, um nome que ela não escutava havia mais de trinta anos é pronunciado. Depois de um longo suspiro, ela desata suas lembranças.

"Ah, Dési, coitado, pois é, você sabe, minha juventude... Desculpe se estou confusa, é que voltar a falar sobre isso me emociona. Eu não estava esperando. Primeiro, queria que você soubesse que a gente se divertiu muito. Você não imagina como ele era engraçado. Era um amigo de verdade. A gente só pensava em fazer besteira, de tão entediados que ficávamos no vilarejo. Nossos pais queriam que fizéssemos o mesmo que eles, que fôssemos trabalhar. A gente queria viver outra coisa. Para começar, éramos de esquerda, maoistas. Tínhamos entrado em contato com essas coisas na escola, na faculdade. Queríamos viver como os autores que líamos, os músicos que escutávamos. Na época, quase todos eles se drogavam. Tínhamos perdido 68, então queríamos pelo menos experimentar aquilo. Uma noite, Désiré estava especialmente entediado e resolveu ir para Amsterdam como se fosse farrear em Nice. Nós fomos encontrar Désiré por alguns dias, mas ele ainda ficou muito tempo depois que fomos embora, até que sua vó mandasse seu pai ir buscar o irmão pelos cabelos.

"Juntos, experimentamos de tudo: baseado, ácido e depois heroína... Foi como uma revelação. Sei que não é fácil ouvir o resto, mas, uma vez que você provou, você fica bem, ninguém mais vai te encher, você não quer mais parar.

"De volta ao vilarejo, continuamos. Íamos comprar em Nice em um ou dois bares que conhecíamos, depois íamos parando nos lixos dos hospitais procurando seringas. Às vezes, antes de voltar para o vilarejo, pedíamos às meninas que se prostituíam na Promenade des Anglais que vendessem um pouco para nós. As simpáticas nos emprestavam suas seringas. Não pensávamos em outra coisa. Acabou virando toda a nossa vida.

"A gente não tinha medo de overdose. Em última instância, preferiríamos morrer pela droga do que ter a vida dos nossos pais, nos matar de trabalhar. Não saberia dizer uma data precisa, mas ainda me lembro da primeira noite em que nos picamos. Tínhamos escutado no rádio notícias sobre o assassinato de Pierre Goldman. Foi um baque. Tínhamos esperança de que 68 voltasse, e ali, naquele momento, entendemos que as pessoas estavam em outra, que não adiantava nada esperar.

"Logo depois veio a doença. No início, a gente não queria acreditar numa coisa daquelas. Nossas famílias caíram do cavalo, com certeza. Seus avós eram como os meus pais. Tinham se matado de trabalhar a vida inteira para que não faltasse nada aos filhos e, de repente, se viram arrasados. Foi um choque. Claro que não foi fácil para eles, nem para o seu pai. Ele teve de cuidar de Désiré, de Brigitte e depois da pequena, coitada, ela também não merecia. Todos fizeram o que podiam, sem dúvida, mas já era tarde demais."

É a primeira vez que alguém me fala do meu tio assim, sem rodeios, sem raiva. Me dou conta de que o que resta dele só existe na memória de uma sobrevivente. Antes de desligar, confuso, como quando voltamos de uma longa viagem no tempo, eu lhe agradeço por ter dado forma a uma vida que eu achava que não conseguiria mais fazer existir.

A marca FSC® é a garantia de que a madeira utilizada na fabricação do papel deste livro provém de florestas gerenciadas de maneira ambientalmente correta, socialmente justa e economicamente viável e de outras fontes de origem controlada.

Copyright © 2022 Éditions Globe, Paris
Copyright da tradução © 2024 Editora Fósforo

Todos os direitos reservados. Nenhuma parte desta obra pode ser reproduzida, arquivada ou transmitida de nenhuma forma ou por nenhum meio sem a permissão expressa e por escrito da Editora Fósforo.

**AMBASSADE DE FRANCE AU BRÉSIL**
*Liberté*
*Égalité*
*Fraternité*

Cet ouvrage, publié dans le cadre du Programme d'Aide à la Publication année 2024 Carlos Drummond de Andrade de l'Ambassade de France au Brésil, bénéficie du soutien du Ministère de l'Europe et des Affaires étrangères. [Este livro, publicado no âmbito do Programa de Apoio à Publicação ano 2024 Carlos Drummond de Andrade da Embaixada da França no Brasil, contou com o apoio do Ministério francês da Europa e das Relações Exteriores.]

Título original: *Les Enfants endormis*
**DIRETORAS EDITORIAIS** Fernanda Diamant e Rita Mattar
**EDITORA** Juliana de A. Rodrigues
**ASSISTENTE EDITORIAL** Millena Machado
**PREPARAÇÃO** Cristina Yamazaki
**REVISÃO** Gabriela Rocha e Eduardo Russo
**DIRETORA DE ARTE** Julia Monteiro
**CAPA** Flávia Castanheira
**IMAGENS DE CAPA** Gado Images/ Alamy/ Fotoarena (fundo); fotografias do acervo pessoal de Anthony Passeron (frente)
**PROJETO GRÁFICO** Alles Blau
**EDITORAÇÃO ELETRÔNICA** Página Viva

Dados Internacionais de Catalogação na Publicação (CIP)
(Câmara Brasileira do Livro, SP, Brasil)

Passeron, Anthony
  Os meninos adormecidos / Anthony Passeron ; tradução Camila Boldrini. — São Paulo : Fósforo, 2024.

  Título original: Les Enfants endormis
  ISBN: 978-65-6000-018-6

  1. AIDS (Doença) — Aspectos sociais 2. AIDS (Doença) — Pacientes 3. Escritores franceses — Século 21 4. Ficção francesa 5. Passeron, Anthony, 1983- — Família I. Título.

24-204417                                              CDD — 843

Índice para catálogo sistemático:
1. Ficção : Literatura francesa    843
Cibele Maria Dias — Bibliotecária — CRB-8/9427

Editora Fósforo
Rua 24 de Maio, 270/276, 10º andar, salas 1 e 2 — República
01041-001 — São Paulo, SP, Brasil — Tel: (11) 3224.2055
contato@fosforoeditora.com.br / www.fosforoeditora.com.br

Este livro foi composto em GT Alpina e
GT Flexa e impresso pela Ipsis em papel
Pólen Natural 80 g/m² da Suzano para a
Editora Fósforo em maio de 2024.